JN298620

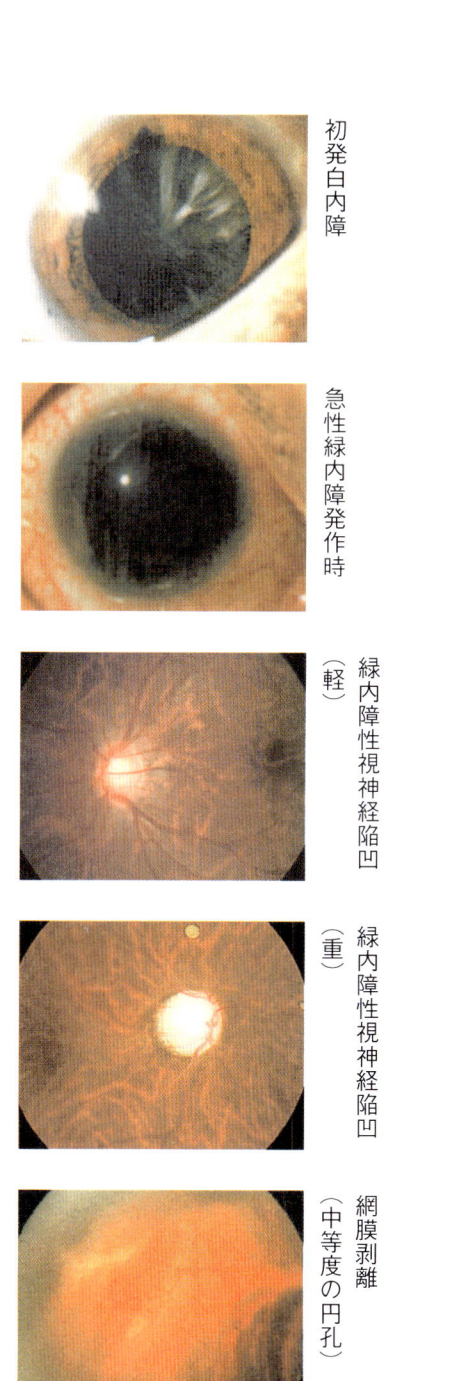

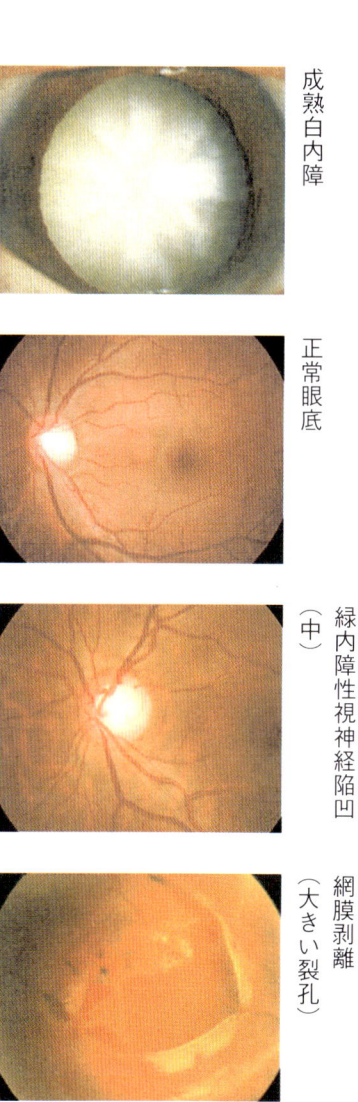

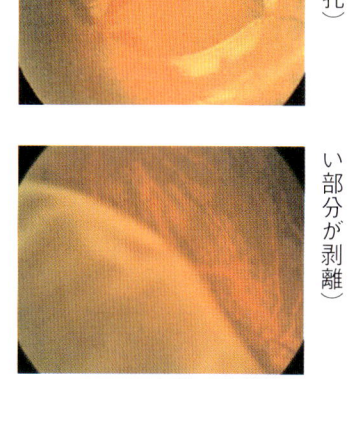

| | |
|---|---|
| 初発白内障 | 成熟白内障 |
| 急性緑内障発作時 | 正常眼底 |
| 緑内障性視神経陥凹（軽） | 緑内障性視神経陥凹（中） |
| 緑内障性視神経陥凹（重） | 網膜剥離（大きい裂孔） |
| 網膜剥離（中等度の円孔） | 網膜剥離（右下の白い部分が剥離） |

| | |
|---|---|
| 網膜裂孔（中央が裂孔） | 網膜剥離（全剥離） |
| 脈絡膜ドルーゼ（硬性） | 網膜裂孔（光凝固術） |
| 加齢黄斑変性（初期） | 脈絡膜ドルーゼ（軟性） |
| 加齢黄斑変性（瘢痕期） | 加齢黄斑変性（出血期） |
| 加齢黄斑変性（PDT後） | 加齢黄斑変性（PDT前） |

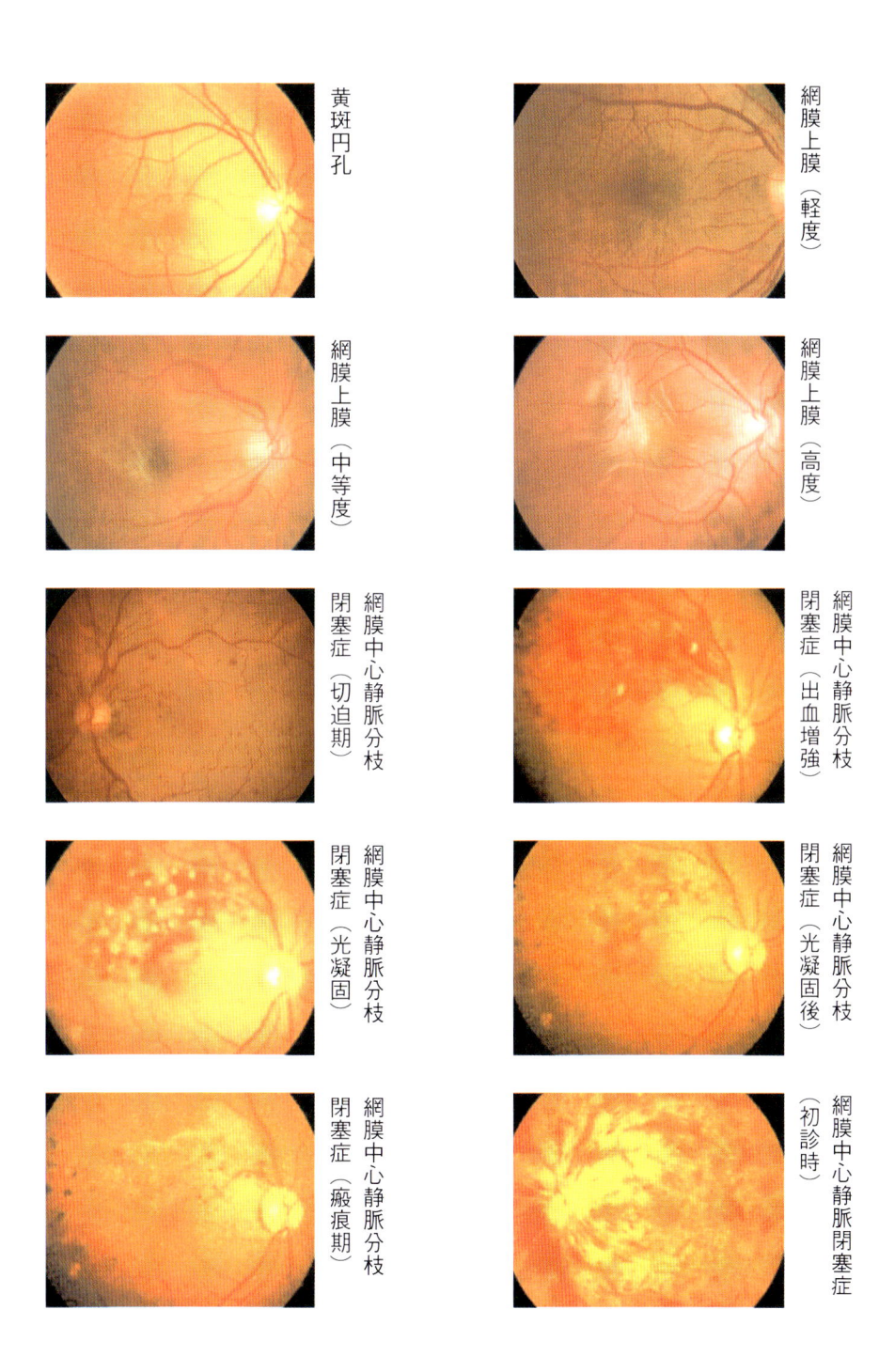

| | |
|---|---|
| 網膜上膜（軽度） | 黄斑円孔 |
| 網膜上膜（高度） | 網膜上膜（中等度） |
| 網膜中心静脈分枝閉塞症（出血増強） | 網膜中心静脈分枝閉塞症（切迫期） |
| 網膜中心静脈分枝閉塞症（光凝固後） | 網膜中心静脈分枝閉塞症（光凝固） |
| 網膜中心静脈閉塞症（初診時） | 網膜中心静脈分枝閉塞症（瘢痕期） |

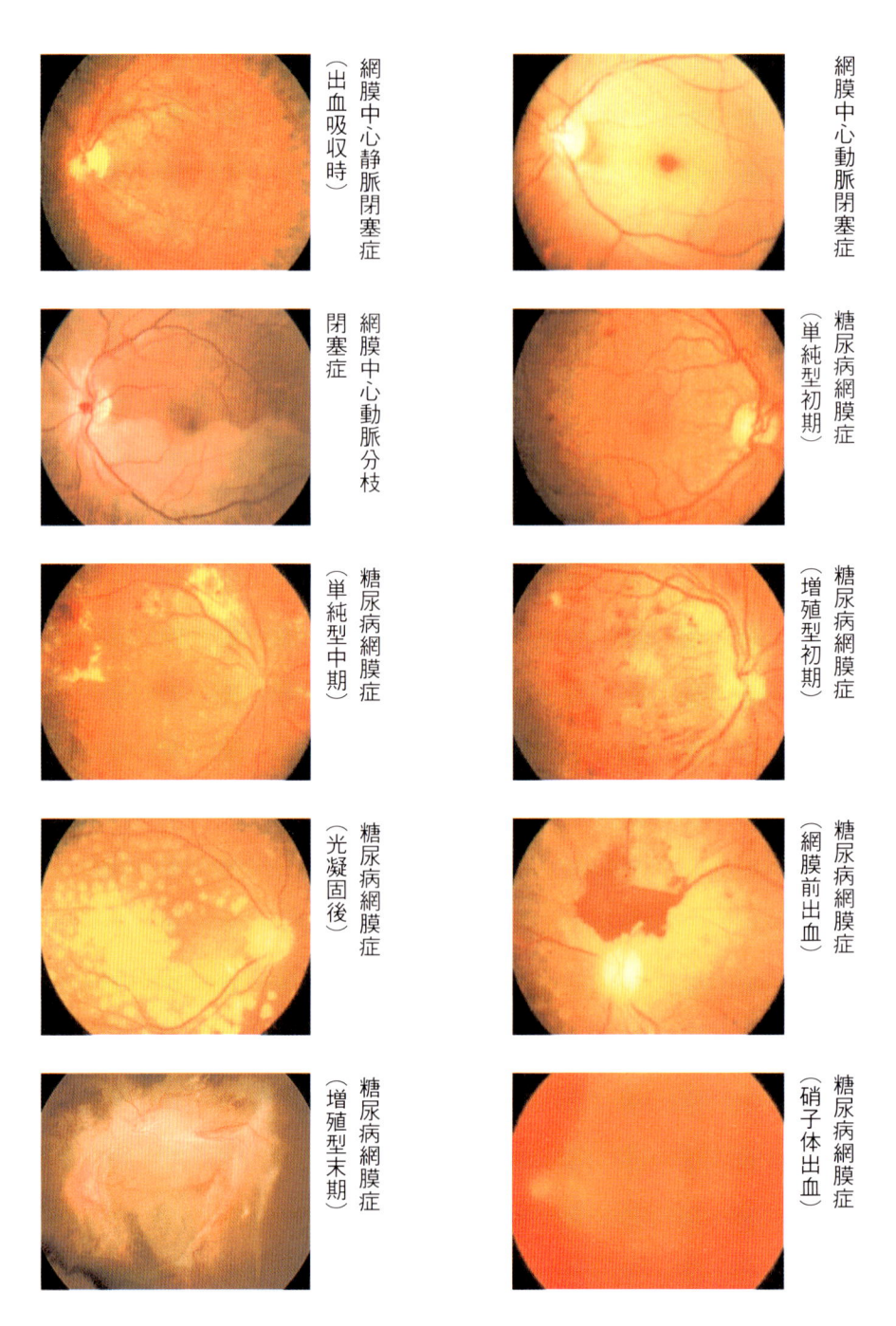

| | |
|---|---|
| 網膜中心静脈閉塞症（出血吸収時） | 網膜中心動脈閉塞症 |
| 網膜中心動脈分枝閉塞症 | 糖尿病網膜症（単純型初期） |
| 糖尿病網膜症（単純型中期） | 糖尿病網膜症（増殖型初期） |
| 糖尿病網膜症（光凝固後） | 糖尿病網膜症（網膜前出血） |
| 糖尿病網膜症（増殖型末期） | 糖尿病網膜症（硝子体出血） |

# 改訂 眼の成人病

井上眼科病院　理事長　医学博士
## 井上　治郎

むらかみ眼科クリニック　院長　医学博士
## 村上　茂樹

日本プランニングセンター

## 改訂にあたって

　1993年に本書が発刊されてから、10余年が過ぎました。その間日本人の平均寿命は約2.7歳も延び、現在では65歳以上の人が全人口の約20％以上を占めるようになりました。少子化と共に日本の社会や人口構造も著しく変化し、超高齢化社会の時代へと突入しています。このため、成人病になる方もますます増加して、政府も脳血管疾患、癌、心臓疾患という３大疾患への対策を進めています。
　眼科疾患でも本書で解説した眼の成人病の患者さんが著しく増加しています。そして、中高年層の視覚障害の首座を占める糖尿病網膜症、緑内障、白内障、高血圧・動脈硬化眼底疾患、加齢黄斑変性などの眼疾患の患者さんで眼科医療施設の外来はあふれています。
　私たちは、ふだん、あたりまえのように「見る」という機能を使って行動していますが、この視機能が低下してくると、生活する上で大きな支障が生じます。特に、中高年になって物が見えにくくなると老眼と思われがちですが、年をとるほど、ほかにもいろいろな眼の成人病がおこりやすくなります。失明に至る危険性をもつ病気も少なくありません。
　成人になってから視力が弱まり、レンズで矯正しても視力0.1以下となる社会的な失明を中途失明といいますが、本書でとりあげた眼の病気の多くは、放置していると中途失明の危険性をもつ代表的な眼疾患です。
　日本人が中途失明する原因の第一位は糖尿病網膜症で、次いで緑内障、白内障となっており、高齢化社会の現在、患者数はそれぞれ増加傾向にあります。加齢黄斑変性も近年、日本人に急増し

ている重い眼の病気です。

　しかし、これらの眼の成人病の治療も、近年、著しい進歩をみせてきました。特に、白内障はわずか約2ミリの「極小切開法手術」により、柔軟な高品質眼内レンズも挿入して治療できるようになりました。

　もちろん、成人病は加齢の結果として起きるものなので、特に、緑内障や加齢黄斑変性などは、これを治療して全治させることは難しく、治療の中心は早期に発見してその進行を防止することが主眼となります。早期に発見して、悪化しないうちに早期に治療することが必須となるのです。

　しかし、これらの病気のほとんどは、初期には自覚症状がそれほどでなく、手遅れになってから受診する人が多いという残念な実状があります。このため、40歳を過ぎたら、全身の健康と同じように眼科を定期的に受診し、目の異常に気づいたら早めに診察を受けることが望まれます。

　このように、本書では各眼疾患の基礎知識、早期発見のための検査法、最新の治療法など種々の面で変化してきた眼の成人病について、新しい点も取り入れて改訂しました。

　読者の方が、本書を読まれて知識を持たれ、不安を解消されて、自分の、あるいは家族の病気のために闘っていただくことを祈念いたします。

　　2006年　10月吉日

　　　　　　　　　　　　　　　　　　　　　井上　治郎
　　　　　　　　　　　　　　　　　　　　　村上　茂樹

# 目　次

## 第1章　目の成人病 …………………………………17
　1　はじめに ……………………………………17
　2　成人病とは …………………………………19
　3　成人病の治療 ………………………………19
　4　成人病の分類 ………………………………21
　　(1) 老視・白内障 ……………………………21
　　(2) 緑内障・糖尿病網膜症・網膜剥離 ……23
　　(3) 加齢黄斑変性・網膜血管閉塞症 ………24

## 第2章　老眼（老視）………………………………27
　1　老視とは ……………………………………27
　2　症　状 ………………………………………29
　3　老視の発現年齢 ……………………………29
　4　老眼鏡について ……………………………31

## 第3章　白内障 ……………………………………39
　1　白内障とは …………………………………39
　2　白内障の原因 ………………………………39
　3　白内障の濁り方と症状 ……………………42
　4　白内障のタイプによる症状の差 …………43
　5　白内障の薬物治療の限界 …………………45
　6　現在の白内障の手術の時期 ………………45
　7　白内障の手術前検査 ………………………48
　8　進化した現在の白内障手術 ………………49
　　―「極小切開法」（MICS）の時代へ― ……49
　9　眼内レンズの種類 …………………………51

―9―

(1) ハードプラスチック（PMMA）レンズ …………………51
　　(2) ソフトアクリルレンズ〔「小切開法」（SICS）及び
　　　「極小切開法」（MICS）に対応可能なレンズ〕…………51
　　(3) 着色眼内レンズ ……………………………………………52
　　(4) 多焦点レンズ ………………………………………………54
　10　白内障手術の入院期間と日帰り手術 ……………………54
　11　白内障の手術費用 …………………………………………56
　12　手術後の注意点 ……………………………………………57
　13　後発白内障のレーザー治療 ………………………………58

## 第4章　緑内障 ………………………………………………………61
　1　緑内障とは …………………………………………………61
　2　緑内障の定義 ………………………………………………61
　3　緑内障は高齢者の病気 ……………………………………62
　4　緑内障は成人の失明原因の第2位 ………………………63
　5　緑内障と眼圧 ………………………………………………63
　6　緑内障の種類 ………………………………………………67
　　(1) 先天緑内障 …………………………………………………67
　　(2) 開放隅角緑内障 ……………………………………………67
　　(3) 原発閉塞隅角緑内障 ………………………………………70
　　(4) 続発緑内障 …………………………………………………71
　7　緑内障の症状 ………………………………………………72
　　(1)開放隅角緑内障・正常眼圧緑内障 ………………………72
　　(2)原発閉塞隅角緑内障（急性緑内障発作）………………73
　8　緑内障の検査と診断 ………………………………………74
　　(1) 問　診 ………………………………………………………74
　　(2) 細隙灯顕微鏡検査 …………………………………………74
　　(3) 眼圧検査 ……………………………………………………75
　　(4) 眼底検査 ……………………………………………………76

(5) 視野検査 ……………………………………………………77
　9　緑内障の治療 ……………………………………………………82
　　(1) 原発開放隅角緑内障の治療 …………………………………82
　　(2) 正常眼圧緑内障の治療 ………………………………………83
　　(3) 原発閉塞隅角緑内障の治療 …………………………………84
　　(4) 緑内障の薬物療法 ……………………………………………84
　　(5) 点眼薬 …………………………………………………………84
　　(6) 内服薬 …………………………………………………………87
　　(7) 点滴薬 …………………………………………………………87
　　(8) レーザー治療 …………………………………………………88
　　(9) 外科的手術 ……………………………………………………89
　　(10) 治療の心構え …………………………………………………91

## 第5章　飛蚊症 …………………………………………………………95
　1　飛蚊症とは ………………………………………………………95
　2　原因と治療 ………………………………………………………97
　　(1) 生まれつきの濁り ……………………………………………98
　　(2) 硝子体の変化による飛蚊症 …………………………………98
　　(3) 周囲の組織の出血や炎症の波及による病的な飛蚊症 ………102
　3　患者さんへの注意事項 …………………………………………105

## 第6章　網膜剥離 ………………………………………………………107
　1　網膜剥離とは ……………………………………………………107
　2　症　状 ……………………………………………………………109
　3　治　療 ……………………………………………………………110
　4　患者さんへの注意事項 …………………………………………114

## 第7章　加齢黄斑変性 …………………………………………………115
　1　加齢黄斑変性とは ………………………………………………115

2　滲出型の加齢黄斑変性 ……………………………………116
　3　加齢黄斑変性の症状 ………………………………………116
　4　加齢黄斑変性の危険因子 …………………………………118
　5　加齢黄斑変性の検査 ………………………………………120
　6　萎縮型の加齢黄斑変性の治療 ……………………………121
　7　滲出型の加齢黄斑変性の治療 ……………………………122
　8　光線力学療法後の注意 ……………………………………124
　9　加齢黄斑変性の外科的治療 ………………………………124
　10　加齢黄斑変性症の予防と対策 ……………………………126
　11　加齢変化としてのその他の黄斑部疾患 …………………128
　　(1) 黄斑円孔 ………………………………………………128
　　(2) 網膜上膜 ………………………………………………129
　　(3) 光干渉断層計（OCT）………………………………129

第8章　高血圧や動脈硬化による眼底変化 ……………………131
　1　高血圧は日本の国民病 ……………………………………131
　2　眼底検査 ……………………………………………………131
　3　血　圧 ………………………………………………………132
　4　高血圧の眼底変化 …………………………………………135
　5　動脈硬化の眼底変化 ………………………………………135
　　(1) 網膜細動脈の反射亢進 ………………………………135
　　(2) 網膜動静脈交叉現象 …………………………………136
　6　高血圧網膜症 ………………………………………………137
　7　網膜静脈閉塞症 ……………………………………………139
　8　網膜動脈閉塞症 ……………………………………………145

第9章　糖尿病網膜症 ……………………………………………149
　1　糖尿病とは …………………………………………………149
　2　糖尿病患者の急増の原因と悪化因子 ……………………149

3　糖尿病のタイプ …………………………………………151
　　　(1) 1型糖尿病（インスリン依存型糖尿病） ……………151
　　　(2) 2型糖尿病（インスリン非依存型糖尿病） …………151
　　4　糖尿病の合併症 ………………………………………152
　　5　糖尿病網膜症の分類・症状 …………………………153
　　　(1) 単純網膜症 ……………………………………………154
　　　(2) 前増殖網膜症 …………………………………………155
　　　(3) 増殖網膜症 ……………………………………………156
　　6　糖尿病網膜症の治療 …………………………………157
　　　(1) 単純網膜症の治療 ……………………………………158
　　　(2) 前増殖網膜症の治療 …………………………………158
　　　(3) 増殖網膜症の治療 ……………………………………160
　　　(4) 新生血管緑内障の治療 ………………………………162
　　　(5) 糖尿病黄斑浮腫の治療 ………………………………162
　　　(6) その他の合併症 ………………………………………163

第10章　光凝固 …………………………………………………165
　　1　光凝固とは ……………………………………………165
　　2　対象疾患 ………………………………………………166
　　　(1) 網膜裂孔・網膜円孔・網膜変性 ……………………166
　　　(2) 糖尿病網膜症 …………………………………………167
　　　(3) 網膜静脈閉塞症 ………………………………………168
　　　(4) 加齢黄斑変性 …………………………………………169
　　　(5) 新生血管緑内障 ………………………………………170
　　　(6) 中心性脈絡網膜症 ……………………………………171
　　　(7) 緑内障 …………………………………………………171
　　　(8) 後発白内障 ……………………………………………173
　　　(9) 角膜疾患・近視などの屈折異常 ……………………175
　　3　患者さんへの注意事項 ………………………………175

## 第11章　眼に出る症状と病気 …………………………………179
- 1　眼がはれる ………………………………………………179
  - (1) 麦粒腫（ものもらい） …………………………………179
  - (2) 霰粒腫 ……………………………………………………180
  - (3) 眼瞼の周りの組織の炎症 ………………………………180
  - (4) 全身の病気の一症状としてのはれ ……………………181
- 2　眼脂（めやに）が出る …………………………………181
- 3　眼が赤くなる ……………………………………………183
  - (1) 球結膜下出血 ……………………………………………183
  - (2) 結膜の充血 ………………………………………………183
- 4　目がかゆい ………………………………………………184
  - (1) アレルギー性結膜炎 ……………………………………184
  - (2) 眼瞼炎（接触性皮膚炎） ………………………………185
  - (3) アトピー性皮膚炎 ………………………………………185
- 5　まぶしい …………………………………………………186
- 6　涙が出る …………………………………………………186
  - (1) 涙道閉塞 …………………………………………………187
  - (2) 新生児涙嚢炎 ……………………………………………187
- 7　遠くが見えない …………………………………………188
  - (1) 屈折異常（近視、遠視、乱視） ………………………189
  - (2) 角膜白斑 …………………………………………………190
  - (3) 白内障 ……………………………………………………190
  - (4) 硝子体混濁 ………………………………………………190
  - (5) ぶどう膜炎 ………………………………………………191
  - (6) 網膜疾患 …………………………………………………192
  - (7) 視神経萎縮 ………………………………………………192
  - (8) 緑内障 ……………………………………………………192
- 8　近くが見えない …………………………………………192
  - (1) 老　視 ……………………………………………………193

(2) 調節麻痺 …………………………………………………………193
9　夜、物が見えない …………………………………………………193
10　眼つきが悪い ………………………………………………………195
11　物がふたつに見える ………………………………………………196
12　眼の中にゴミが見える ……………………………………………197
13　物が小さく、ゆがんで見える ……………………………………197
14　部分的に見えないところがある …………………………………198
　　(1) 網膜剥離 …………………………………………………………198
　　(2) 網膜色素変性症 …………………………………………………198
　　(3) 緑内障 ……………………………………………………………198
　　(4) 脳の疾患 …………………………………………………………198
15　虹が見える …………………………………………………………200
16　眼が疲れる …………………………………………………………202
17　眼が痛む ……………………………………………………………203
　　(1) 眼瞼の化膿性炎症 ………………………………………………204
　　(2) 急性結膜炎 ………………………………………………………204
　　(3) 角膜表層の疾患 …………………………………………………204
　　(4) 閉塞隅角緑内障急性発作 ………………………………………205
　　(5) 急性虹彩毛様体炎 ………………………………………………205
　　(6) 全眼球炎 …………………………………………………………205
　　(7) 鈍痛を訴える疾患 ………………………………………………206

## 第12章　目と生活習慣及び目に良い栄養 ……………………………207
1　大切な抗酸化酵素 …………………………………………………207
2　抗酸化力をアップする有効成分 …………………………………208
　　(1) βカロテン ………………………………………………………208
　　(2) リコピン …………………………………………………………209
　　(3) ルティン …………………………………………………………209
　　(4) アスタキサンチン ………………………………………………211

(5) ビタミン C …………………………………………………211
　　(6) ビタミン E …………………………………………………212
　　(7) アントシアニン ……………………………………………213
　3　抗酸化酵素の構成要素として必要なミネラル ………………214
　　(1) 亜　鉛 ………………………………………………………214
　　(2) セレン ………………………………………………………215
　4　代謝力をアップする有効成分 …………………………………215
　　(1) ビタミン B 1・ビタミン B 12 ……………………………215
　　(2) ビタミン B 2・B 6 …………………………………………216
　5　現在の食生活の中で、サプリメントが必要な理由 …………216
　6　サプリメントの商品を選ぶ5つのポイント …………………217
　　(1) 摂取量や成分、原材料、注意事項、賞味期限などの
　　　　明確な表示があること …………………………………217
　　(2) 問い合わせ先の明確な表示があること ………………217
　　(3) 食品リスクに関わる情報提供 …………………………217
　7　サプリメントの賢い摂取方法 …………………………………218
　8　眼と体の抗加齢物質の他に必要なこと ………………………218
　　(1) 有害な太陽光線から眼と体を守る ……………………218
　　(2) 止めたいタバコ！受動喫煙にもご注意 ………………220
　　(3) 控えたい過食・高脂肪食とアルコール ………………220
　　(4) 質の良い睡眠を大切に …………………………………222

　索　引 …………………………………………………………………225
　参考資料 ………………………………………………………………231

# 第1章　目の成人病

## 1　はじめに

　近年の日本人の平均寿命の伸びはめざましく、2004年の平均寿命は、男性は78.6歳、女性は85.6歳となり、人生80年の時代が定着したようです。それに伴い、老年人口の増加も著しく、全人口に対する65歳以上の人の割合は、2005年現在で19.9％、70歳以上の人の割合は14.1％となっています。

　この老年人口の増加に伴って、老人病の増加も当然認められるわけです。2003年の統計では、70歳以上の人々の疾病に対して支払われる費用は、全医療費の39.4％となっています。

　眼の疾病では、老人医療費の割合は38.2％となっていて、全医療費の37.3％より、老人の医療費の割合が多くなっています。

　また、現在の眼科の患者さんの通院頻度は、老人では1ヵ月に1.33回に対して、その他の患者さんの頻度は1.26回となっています。老人の患者さんは通院頻度が高い疾患が多い傾向であると同時に、時間的余裕もあるので、定期的に通院します。このため、眼科の待合室は老人であふれるという現象になっています。

　老人医療費を中心に増え続ける医療費は、1980年では12兆円でしたが、1985年では16兆円と増加し、1990年度では20兆円を突破したと発表され、1995年、2000年、毎年1兆円の増加を続けています。

　この著しい医療費の増加を抑えるために、政府は種々の政策を実行していますが、なかなかこれを止めることはできません。そのため、今後とも、入院期間の短縮、通院の抑制などについて、多くの提案が実行されることと思います。このような政策により、

老人の患者さんが自由に医療機関にかかれないと、疾病の早期発見、早期治療が制限され、実際上、医療費抑制の効果があるかはわかりません。

また政府の政策は医療費の抑制が中心で、患者さんの立場を考えていない面があり、これに対しては医療関係者が多くの疑問を投げかけています。もっとも、この傾向は日本だけでなく、欧米先進国はすべて同じで、特にアメリカでは、日本よりも厳しい傾向です。

こういう社会の動きと連動して、自分の健康は自分で守るべきである、という考えが強くなり、多くの健康に関する雑誌が発売され、またテレビでも健康に関する番組の視聴率は高く、眼に関する番組が放映された翌日には、その内容を、多くの患者さんが質問します。

しかし、このような雑誌の記事やテレビ番組は、病気についてのほんの断片しか報道しませんし、また素人である記者の編集のために、偏った報道になることがあります。そのため、視聴者が正確な知識を得られないことがよくあります。

このような傾向をなおし、読者に眼に関する正しい知識をもっていただくことを念願して、本書を発刊することにしました。

本書は、最近もっとも問題となっている眼の成人病の中で、特に頻度の多い病気に関して述べました。

いつも患者さんの診察後に病気について説明する内容に、少しつけ加える程度にして、わかりやすく書いたつもりです。

また、ひとつひとつの項目を独立させて書いたので、全部読まなくても、その病気について理解できるようになっています。

また第12章には、眼と生活習慣および目に良い食物を追加しました。

## 2　成人病とは

　人間の体は無数の細胞によって作られています。その細胞は次第に老化していき、寿命をむかえます。細胞によっては、皮膚の表面や、目でいえば角膜の表面の細胞（上皮）のように、新しい細胞がどんどん下から作られ、入れ代わり出て来るものもあります。従って、このような組織では全体としての形はこわれません。
　脳の細胞や目でいえば角膜のもっとも内側の内皮細胞のように、生まれてからは新しく作られることなく、毎日毎日減少していくものもあります。現在の人間の寿命では、脳の細胞や角膜の内皮細胞が全く消失して、働かなくなることはありませんが、何らかの外からの刺激でさらに減少するといろいろ障害を起こすことが考えられます。
　このひとつひとつの細胞の老化によって起こる病気を成人病といいます。成人病という言葉は、昭和32年以来の言葉でしたが、平成8年からは「生活習慣病」と呼ばれています。食事、運動、休養、喫煙、飲酒などの生活習慣により発病、進行する疾患群であるといわれています。この生活習慣病であれば、その習慣をかえることによって予防が可能ですが、これから述べる目の病気は、生活習慣で起こるというより細胞の老化によって起こるもので、予防はほとんど不可能と思われます。従って、今回は目の成人病と呼びます。

## 3　成人病の治療

　成人病の第一の特徴は、前にも述べたように、細胞の老化により起こるものであるために、原因を調べてそれに対する治療をする病気とは違うわけです。つまり細胞の老化を少しでも抑える方

法があれば良いのですが、なかなかそれは困難ですので、成人病の治療は、老化した細胞、組織を切除、摘出して、人工的なもので置きかえる以外に完全に治癒させることは出来ないわけです。

　また少しでもその細胞の老化、進行を防止する方法があれば、それが治療となります。例えば、緑内障で少しでも眼圧を下げて、細胞を長く生き続けさせることもそのひとつです。

　このような治療は病気を治癒させるわけではないので、多くの場合、一生涯治療を続ける必要があります。治療は患者さん一人が行うわけではないので、医師に定期的に通院し、検査、診察を受け、指導してもらわなければなりません。面倒だからといって治療を途中で中止すると病気を悪くさせてしまいます。

　糖尿病を例にとって考えてみます。糖尿病は、すい臓という腹部の内臓からインスリンというホルモンが血液の中に分泌されるのですが、これが不足するために、血液中の糖の分量が増えて来て、その結果、尿にも糖の排泄が多くなり、それと同時に、体内の種々の臓器の細い血管に障害をもたらすなど体全体に異常をきたす病気です。治療としては、血液中の糖分、つまり血糖を下げなければなりませんが、すい蔵を治療してインスリンを多く分泌させるという根本的な治療法はありません。

　血糖を下げる治療としては、インスリンを体外より補給したり、血糖降下作用のある薬を内服させることが必要となります。この治療を止めてしまえば、再びもとの悪い状態にすぐ戻るわけですから、一生涯インスリンあるいは内服薬の治療を続けなければなりません。また同じ量の薬で良いかなど体の状態をチェックしてもらうために、医師に定期的に通院し、血糖検査をはじめ、種々の検査を受ける必要があります。一度糖尿病になると、それをコントロールしなければならないのですが、大変な努力と労力、時間を要するわけです。このために糖尿病にならないように予防することが大切となります。

以上のことは、ほとんど眼の成人病にあてはまることであります。

## 4　成人病の分類

### (1) 老視・白内障

　いわゆる眼の成人病には、3つのタイプがあると考えられます。ひとつは、一定の年齢になれば誰でもなるもので、治療が可能なものです。これには老視と白内障があります。

　老視は合った眼鏡を使用することにより克服が可能で、通常と変らない生活を送ることが出来ます。年をとって老視にならない人はいません。自分は年をとっても老視になっていないと自慢する人もいますが、それは単に無理をして老眼鏡をかけないということで、決してすすめられることではありません。

　白内障は、白髪と同じようなもので、一定の年齢となれば誰でもなるものと私は患者さんに説明しています。治療を要するかどうかは、患者さんの生活における不自由さによって決まります。そして不自由になれば、白内障となった水晶体を除去して、眼内レンズをその代わりに挿入する手術によって再び元と同じ視力になることが出来るのです。

　そして、白内障手術の技術が著しく進歩し最近では、わずか約2ミリの「極小切開法手術」（MICS）により、柔軟な高品質眼内レンズも挿入して治療できるようになりました。

　眼球には大きく分けて、2つの部分があります。ひとつは角膜・前房・水晶体・硝子体という組織で光を屈折させて、通過させる部分です。この組織は透明であり、光を適切に屈折、透過させれば良いのです。従って、この組織の具合が悪くなる、つまり病気となれば、他のもので置きかえることが可能となります（図1）。

　角膜混濁の場合は、他人の角膜を移植して再び視力を出すこと

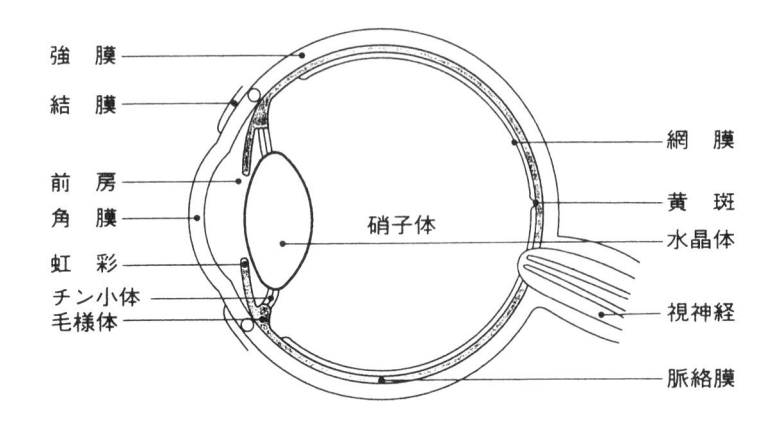

図1　眼球の断面図

が可能であり、また水晶体の混濁である白内障の場合は前に述べた眼内レンズを挿入することにより、十分に視力を回復することが可能です。硝子体の混濁、出血などでは、その混濁している硝子体を除去して、生理食塩水などを入れることによって視力回復させます。

　もうひとつは、眼底にある網膜であり、この組織は光をキャッチする、受け取る部分です。人間の体の中で光を感じることが出来る細胞は、網膜以外にありません。その網膜は脳の一部といわれるように、他の組織、人工的なもので置きかえることは出来ません。現在、人工網膜、再生医療の研究が盛んに行われていますが、網膜に代わるものが作られ、網膜・脈絡膜の病気の人が再び光を取り戻すのはまだまだ先のことと思われます。もちろん物体が見えるためには、眼球から出る視神経や大脳後部の視覚領といわれる部分が健全でないといけないことはもちろんです。

## (2) 緑内障・糖尿病網膜症・網膜剥離

　目の成人病でもうひとつの疾患のタイプは、早期発見、早期治療で進行が抑えられるものです。この中で最も大切なのは、緑内障です。あとで詳しく述べますが、緑内障は初期には無症状で、眼科の検診や偶然、他の病気で眼科医を受診した時に発見されることが多いのです。最近の日本緑内障学会の調査でも、自覚症状がなく進行する「正常眼圧緑内障」が全体の約6割を占めていることが判明しています。このため、自覚症状が出た時には、もうかなり進行していて、場合によっては手遅れになり易く、失明原因の第2位を占めています。しかし、早期に発見して、適切な治療を受けることで進行せずに、一生涯目に関して不自由なく生活出来ることが多いのです。

　前に述べましたが、糖尿病により全身の細い血管に異常が起こりますが、目の網膜と腎臓が最も異常を起こす場所として知られています。網膜にくるものを糖尿病網膜症と言いますが、糖尿病になって5年以上経過すると30～40％の人にこの合併症が出て来るといわれています。このため、糖尿病網膜症は中途失明原因の第1位を占めているのです。そしてこれも最初は無症状です。最初はごく小さな出血が網膜に出ますが、これは眼科医による精密眼底検査でないと発見出来ません。この時期に発見して、内科的治療としての血糖コントロールを十分厳密に行うことが大切になります。

　出血が増加して、目に自覚症状が出てからでは、手遅れなのです。初期の眼科としての治療法は、定期的な経過観察と、内服薬で少しでも進行を防止する以外には方法はありません。しかし進行して目に症状がおよんで来ると、血糖のコントロールと関係なく病状が進行し、失明にまで至ります。従って早期発見、早期治療が必要なのです。眼底の出血が進行して、ある段階に来た時に

は、レーザー光凝固術で進行を防止することが可能です。
　もうひとつこの分野に入る疾患に網膜剥離があります。網膜剥離は外傷や、強度の近視の若い人などにも起こりますが、いわゆる成人病としても多く発症します。この病気は、飛蚊症（目の前に蚊のようなものがチラチラ飛ぶ）を初期症状として発病することが多く、場合によっては、かなり急激に進行して来ます。患者さんが、飛蚊症を自覚した時に直ちに眼科医を受診して、網膜剥離のもととなる裂孔・円孔といわれる網膜にあいた穴を発見し、早期にレーザー光凝固をすることが大切で、それによって予防が出来るわけです。放置しておいて剥離が中心部まで広がってくると、手術が成功して剥離が治っても、視力は大幅に低下します。そのため早期発見、早期治療が必須となります。飛蚊症以外でも、眼科医が眼底の精密検査で網膜のふちの方に穴を発見して、レーザー光凝固することで、多くの場合、網膜剥離の発生を予防できます。

## (3) 加齢黄斑変性・網膜血管閉塞症

　最後の眼疾患グループは、早期に発見しても、従来より良い治療法がなく、視力がかなり悪くなる可能性のある病気です。これらの病気は、網膜の中心部で視力に最も関係している黄斑部がはじめにおかされるからです。一度おかされた黄斑部は元に戻らないので、視力の回復が難しくなるわけです。また病気は治りますが、黄斑部は病気のために傷あととなってしまいます。人間の目で最も大切な視力という機能が悪くなるので患者さんはお気の毒です。
　第一にあげられるのは加齢黄斑変性で、アメリカでは高齢者の失明原因の第1位となっています。日本でも平均寿命の伸びに伴って、著しく増加して来ています。加齢黄斑変性は、特に超高齢者に発症し、3分の1の割合で両眼ともにおかされるといわれて

います。問題は、網膜の中心部である黄斑部の病気なので早く発見されるのですが、従来までは早期発見してもよい治療法がありませんでした。しかし、現在ではいろいろな治療法が研究され、試行されるようになりました。従来のレーザー光凝固法に加え、「光線力学療法」という新しい治療法が開発され、現在では健康保険も適用されています。

　もうひとつ、やっかいな病気は、眼底出血として糖尿病網膜症や加齢黄斑変性などと共に原因として多い、網膜血管の閉塞症です。動脈も静脈も閉塞しますが、動脈の場合は、中心の動脈がおかされると一瞬にして失明してまいます。枝分かれした細い動脈の場合は、一定の部分がおかされるのみですが、一度動脈閉塞を起こすと、その動脈から栄養分、酸素などの供給を受けている網膜は働きを失ってしまいます。

　静脈が閉塞すると、その静脈から出血が起きます。これも中心の静脈が閉塞して網膜全体に出血すると、一瞬にして視力が著しく低下します。枝分かれした静脈の場合には、その静脈の支配する部分、あるいは出血した部分の網膜がおかされてその部分の視野が悪くなります。またいずれの場合にも、中心である黄斑部がおかされるかどうかで視力が決まります。出血が強くても黄斑部が残れば視力低下はあまり起きません。問題はこの病気も予防が不可能なことです。原因として高血圧、動脈硬化があげられますが、これらがなくても起こりますし、広範囲の出血なので、一瞬にして悪くなります。この病気も現在増加して来ていて、眼科医を悩ませています。

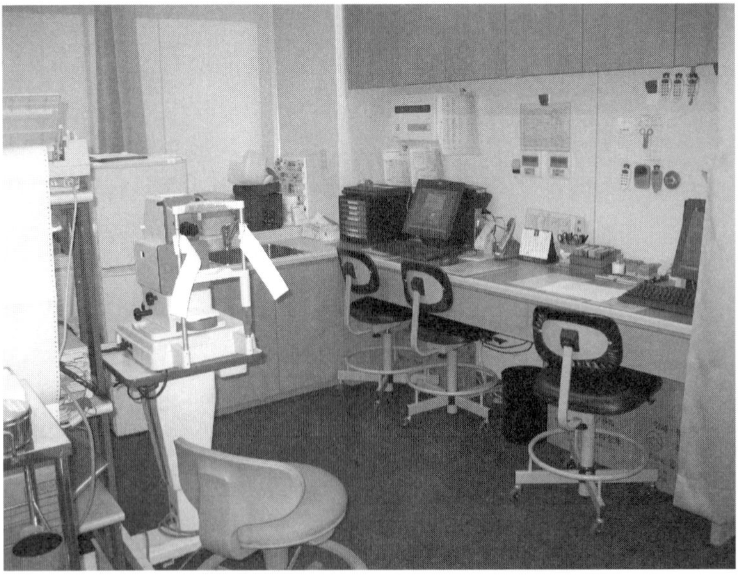

# 第2章　老眼（老視）

## 1　老視とは

　人間は誰でも年をとると、肉体的な老化現象を起こし、これを避ける、あるいは遅らせる有効な手段は、残念ながら、現在のところありません。

　眼に関する老化現象も種々ありますが、その最初の徴候として現れるのが老視です。老視とは、遠くと近くを自由にピントを変える調節という現象が衰えることによって起こるものです。

　人間の眼は、遠くを見るときには、図1の調節をゆるめた状態であり、毛様体筋はゆるんで、チン小帯がのびて、水晶体の厚みがへります。

　その反対に、近くを見るときは、調節を働かせた状態であり、毛様体筋が収縮し、チン小帯がゆるみ、水晶体がふくらみます。

　水晶体の弾力性が低下し、図2のように、厚みを自由に変えら

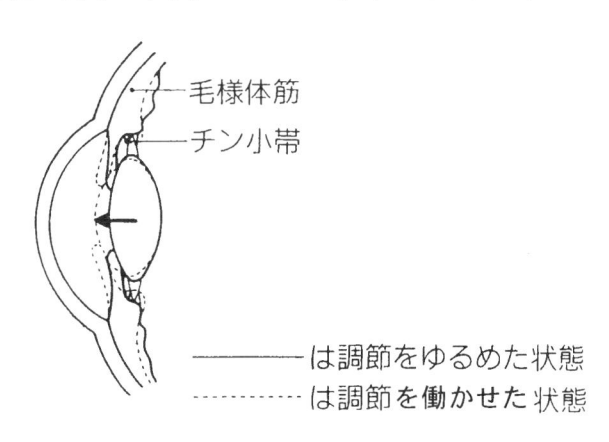

図1　調節による水晶体の変化

れなくなると、調節もできにくくなります。これが老視です。
　では、何歳ぐらいから老視が始まるかといいますと、水晶体の弾力性は、すでに10歳頃から衰えはじめ、調節力は、図3のように低下してきますが、実際の生活では不自由を感じていないので気づかないわけです。図3は、わかりにくいと思いますが、15歳

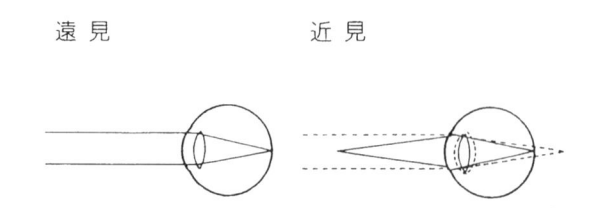

遠見　　　　　　近見

近いところを見るときには、水晶体の厚さを増して網膜にピントを合わせる。

図2　目の調節

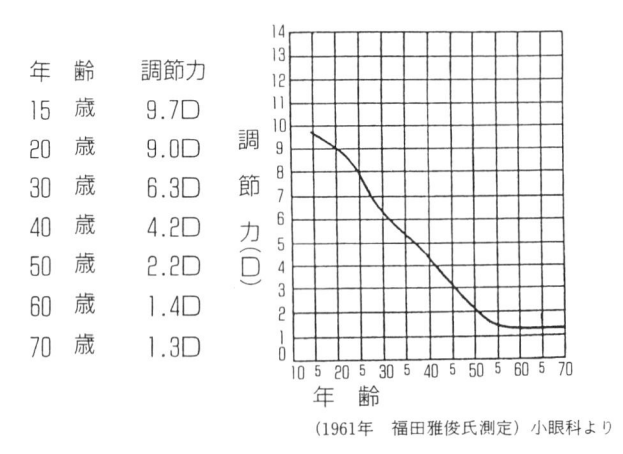

| 年齢 | 調節力 |
|---|---|
| 15歳 | 9.7D |
| 20歳 | 9.0D |
| 30歳 | 6.3D |
| 40歳 | 4.2D |
| 50歳 | 2.2D |
| 60歳 | 1.4D |
| 70歳 | 1.3D |

（1961年　福田雅俊氏測定）小眼科より

図3　目の調節力

の正視の人は、調節力が 10D ある、つまり10cmより遠くはよく見えるということです。

それが、45歳になると調節力が 3D となり、33cmより近くは見にくくなるということを示しています。

ふつう読書をするのは 30cm 位なので、この頃より、実生活で近くが見づらくなり、不自由を自覚してくることになります。

## 2　症　状

初めに自覚する症状は、新聞や本を読んでいて、急にテレビを見ようとしたとき、しばらく画面にピントが合わないことです。

次に、新聞を見ていると、つい離したくなり、読書距離を離せば、またピントが合って来ます。また、暗い所では、電話帳や辞書の細かい字が見にくくなります。

近くを見つづけていると、ぼけてきたり、眼が疲れたり、肩がこったり、頭痛がしたりといった症状が出て来ます。

これは、水晶体が厚みを増せない分だけ、毛様体筋を力いっぱい働かせ、少しでもピントを合わせようとしているためです。

そして、水晶体の弾力性と調節筋能力とのバランスが不安定な初期の老視では、眼が無理をすることになり、眼精疲労を起こしやすくなります。

## 3　老視の発現年齢

このような自覚症状が出るのは、正視の人で43〜45歳、遠視の人はこれより早く、近視の人はこれより遅くなります。

ちなみに、眼の屈折状態について述べます。

無限の遠方から来た光線、つまり平行光線は、図4にあるように、正視だとちょうど網膜面上に焦点を結びます。つまりよく見

●正視
●近視
●遠視

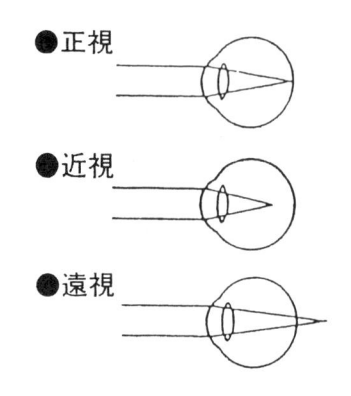

図4　目の屈折状態

えるのです。近視では網膜より前方に、また、遠視では網膜より後方に集まります。従って近視では凹レンズ、遠視では凸レンズを装用して、網膜面上に焦点を移動させることが必要となります。

　全身の老化現象、例えば、皮膚、頭髪、内臓などの老化現象は個人差が著しく、ある人は70歳になっても髪の黒い人、つややかな、しわの少ない皮膚をもつ人がいる一方、早く白髪になる人、はげる人、しわの多い人などさまざまですが、眼の老化、特に水晶体の弾力性に関しては個人差が少なく、誰でも、遅くとも50歳頃までには、老視が起こります。

　ただ、もともとの眼の屈折状態が影響するために、見かけ上、遠視の人は早くから老眼鏡をかけないと近くが見えないし、軽い近視の人はその度に応じ、50歳、60歳になってはじめて老眼鏡が必要になってきます。

　また、一定度以上の近視の人は、一生涯凸レンズの老眼鏡は必要なく、ただ遠くがよく見えるメガネでは近くが見えないので、メガネをはずすことになります。このため、この人達は、あたかも老化現象が遅いように思われますが、これは間違いです。メガネをはずすということは、別のメガネをかけることと同じです。

　老人の日の報道で、90歳のおばあさんは元気で、メガネもなしで新聞が読めるほどだと賞賛し、いかにも老化現象が起きていない超人のような表現をすることがあります。それは医学的に見れば、単に近視であるにすぎないのです。

このような誤解があるために、自分は若いのだと思いたがる人は、老視になっても老眼鏡をかけずに、無理をして、3年も4年も疲労状態で毎日を過ごすことがありますが、まったく誤りといえます。

　また、若い時から近用鏡をかけると老視の進行が早いなどという俗説を信じ、不自由でもがんばっているというご苦労様な人もいるようです。

　人生80年となった今、一生のうちメガネの必要がないという人はなく、特に50歳以上で遠くも近くもメガネなしでよく見えるということはありえません。

　多くの人が、生涯の半分は老眼鏡のお世話になるわけです。

## 4　老眼鏡について

　今まで眼のよかった人が、初めて老眼鏡を使うのは、たいへん心理的にショックなことですが、45歳頃は、眼以外の部分にも老化が起こり、また、全身の成人病のチェックも眼底検査でできるので、きちんと眼科を受診すべきです。

　かえって自然が教えてくれた天啓として、前に述べたような症状が出たら、眼科専門医を訪ね、眼の精密検査を受けた後に、正しい老眼鏡の処方をしてもらうことをおすすめします。

　さて、その老眼鏡ですが、正視の人が、何歳になったらどのくらいの度の老眼鏡が必要か、という標準値を図5に示します。これに個人差を加え、近視の人は各人の凹レンズの度の分を減じ、遠視の人は各人の凸レンズの度の分だけ加えた値が老眼鏡の度です。

　また、老眼鏡の度を決める時は、使用目的にあった距離、すなわち、読書用には通常30cm、楽譜をみる、パソコンを操作する、炊事をするなど中間距離の作業用は、50cm〜70cmで検査して決める必要がありますので、必ず検査のときに目的を言ってください。

| 年　齢 | 老眼鏡のめやす |
|---|---|
| 40～45歳 | 0.5～1.0ジオプトリー(D) |
| 45～50〃 | 1.0～1.5　〃 |
| 50～55〃 | 1.5～2.0　〃 |
| 55～60〃 | 2.0～2.5　〃 |
| 60～65〃 | 2.5～3.0　〃 |
| 65～　〃 | 3.0～　　〃 |
| 注：これは正視の場合で、近眼ではこれより弱く、遠視では強くなる | |

図5　老眼鏡のおおよその標準値

　また、レンズの種類を選ぶ場合も、長時間同じことをする場合は専用レンズ、つまり全面同じ度の入ったレンズが、視野が広く見やすいのでおすすめします。しかし、学校で講義をしたり、あるいは会議の時などのように、近くを見たり遠くを見たり、始終視線を移動する必要のある人には、一つのレンズの中に、種々の度のレンズが入ったものもあります。
　レンズの上で遠くを見て、下で近くを見る二重焦点や、中間距離も見れるようにした三重焦点、遠方を見るレンズと近くを見るレンズの境界を目立たせないために段階的に変化していく累進多焦点（いわゆるバリラックスその他のもの）のレンズがあります。図6に代表的なレンズの型を示します。
　最近、老眼鏡使用者は増加し、レンズのメーカーも多くの種類の累進多焦点レンズを発売しています。図7に累進多焦点レンズの仕組みを呈示しました。このレンズでは、ひとつのレンズに遠くを見る領域や近くを見る領域があり、それが連続的に変化する

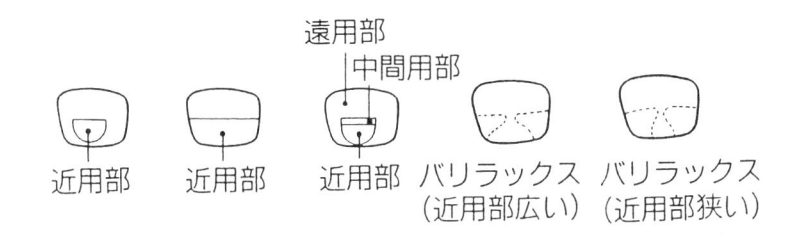

遠用部
中間用部
近用部　近用部　近用部　バリラックス　バリラックス
　　　　　　　　　　　　（近用部広い）（近用部狭い）

図6　遠近両用眼鏡のいろいろ

遠くを見る度数(水平視線)
度数が変化する領域「累進帯」
近くを見る度数(下方視線)
ゆれ・ゆがみ・ボケが発生する領域

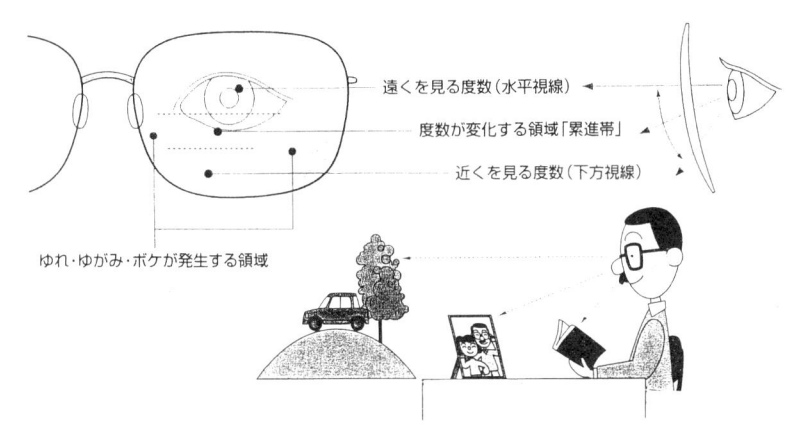

図7　遠近両用レンズの仕組み

ので、従来の遠近両用眼鏡のように一目でわかる線がなく、外からは遠近両用の眼鏡ということはわかりません。
　遠くを見るときには、まっすぐ見るとよく、そこには遠くを見る度数が入っています。その下は累進帯といって、度数が連続して変化する領域があります。そして下方には近くを見る度数が入っています。視線の使い方がむずかしく、それを覚えないとうま

く使えません。特に近くを見るときには、下目使いにして見ないとピントが合わず、はっきり見えません。そして遠近のレンズの差（加入度）は年齢によって変わります。

　老視が進むと、近くを見る度数が年齢とともに増加します。従って、この加入度が、年齢が上がるにつれて増加します。加入度が強くなると、累進帯の長さが長くなり、近用部の広さが小さくなります。このため、加入度が小さく慣れやすいうちからかけ始めることが必要で、また加入度に応じてレンズを交換しなければなりません。この遠近両用眼鏡は、上手に使えば非常によいのですが、どうしても上手に使えない人も多くいます。図8に多くの累進多焦点レンズをのせました。

　累進多焦点レンズの眼鏡には、遠近両用メガネ、中近メガネ、近近メガネがあるので、目的に応じて選択してください。遠近でも前に述べたように、加入度の少ないタイプと多いタイプがあり、さらにオフィスや自宅の居間のように、室内で中間距離と近くが見える中近メガネ、また手元の周りの視界、デスクワークや手作業をする場合に用いる近近メガネがあります。いろいろな種類があり、うまく使用できると非常に良いのです。

　購入する時は、眼科専門医にきちんと検査してもらってから、信頼できる眼鏡店で、目的にかなったものを作ってください。メガネは高価なものなので、慎重に選ぶことをおすすめ致します。

　最近は、老眼鏡をはじめて必要になる45歳頃の方でも若々しく、一見しただけでは30歳代に見える方が多くいます。こういう方々には、ファッショングラス的なフレームで、累進多焦点のレンズをおすすめ致します。

　また、老眼のコンタクトレンズも開発されていますので、使ってみるのもいいと思います。しかし、これはまだ実用となっているわけではありませんが、とても重宝して使用する人もいます。

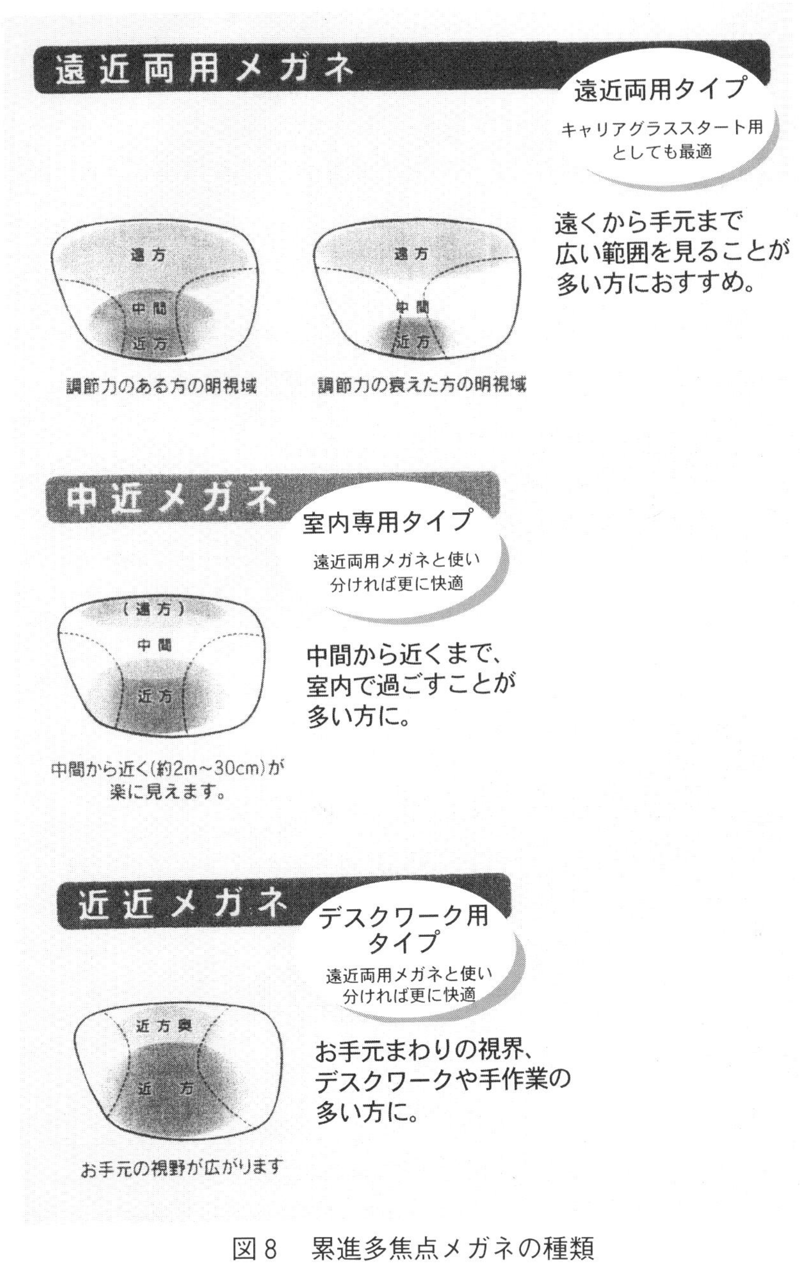

第2章　老眼（老視）

## 遠近両用メガネ

**遠近両用タイプ**
キャリアグラススタート用
としても最適

遠方／中間／近方
調節力のある方の明視域

遠方／中間／近方
調節力の衰えた方の明視域

遠くから手元まで
広い範囲を見ることが
多い方におすすめ。

## 中近メガネ

**室内専用タイプ**
遠近両用メガネと使い
分ければ更に快適

（遠方）／中間／近方
中間から近く(約2m〜30cm)が
楽に見えます。

中間から近くまで、
室内で過ごすことが
多い方に。

## 近近メガネ

**デスクワーク用タイプ**
遠近両用メガネと使い
分ければ更に快適

近方奥／近方
お手元の視野が広がります

お手元まわりの視界、
デスクワークや手作業の
多い方に。

図8　累進多焦点メガネの種類

コンタクトレンズ使用者が老眼になると、コンタクトレンズの上から老眼鏡をかけることになりますが、長年コンタクトレンズを使用している人にとっては、メガネは面倒なので、何とかコンタクトレンズで遠くも近くもみえないかという希望があり、そのために種々の製品が開発されています。
　この種のコンタクトレンズをバイフォーカルコンタクトレンズといいますが、一枚のレンズの中に遠くにピントが合う部分と近くにピントが合う部分が入っているのです（図9）。この種のレンズとしては、交代視タイプと遠近同時視タイプがあります。
　交代視タイプは、メガネと同じで、遠くを見る時には上方の遠用部で見て、近くを見る時には下方の近用部に視線を移動して見ます。
　遠近同時視型タイプは、遠用部および近用部を通過した光が同時に網膜に到達するレンズです。装用者が遠方を見ている時、遠用部を通った光は、鮮明な像を網膜に結びます。一方、近用部を通った光は、遠方の像に対してはピントがずれた状態になります。装用者が近方を見ている時は、近用部を通った光は網膜に像を結びますが、遠用部を通った光はピントがはずれます。装用者は遠近両方の像を見ており、鮮明な像を見るとともに、ピントがはずれた像も同時に見ますが、網膜上で焦点の合った像を認識します。
　メガネと違って、コンタクトレンズは、まばたきをする時に回転するため、交代視タイプのレンズでは回転しにくいデザインとなっています。一方、遠近同時視タイプは回転しても同じ見え方ですが、上下に多少ずれた時には見にくく感じることがあります。
　どうしても鮮明に見えない、ぼけるという訴えがありますが、各メーカーも力を入れているので今後普及してくると思われます。現在のところはまだ、遠近両用眼鏡の方が良いと思われます。

第2章　老眼（老視）

交代視タイプ

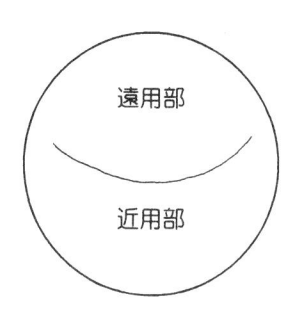

遠近同時視タイプ

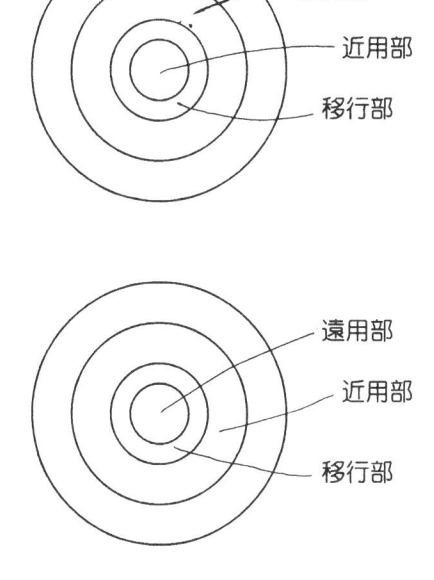

図9　遠近両用のコンタクトレンズ

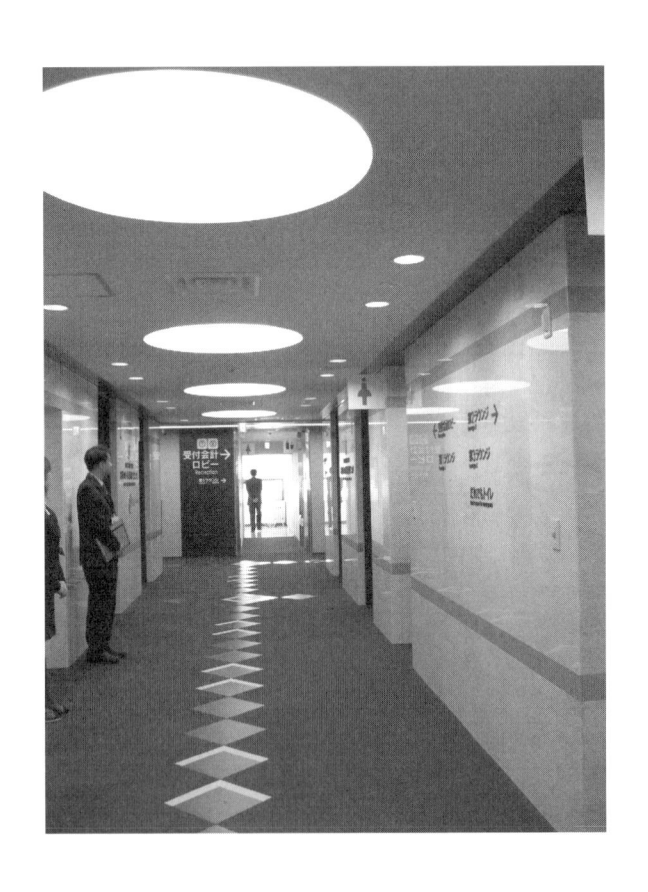

# 第3章　白内障

## 1　白内障とは

　白内障は、水晶体が濁ってきて、進行すると眼がかすんだり、まぶしくなったりして見えにくくなり、視力が低下する病気です。人の眼は、よくカメラに例えられますが、カメラのレンズに相当するのが、角膜と水晶体です。水晶体は図1のように、眼球の前、約3分の1の部分にあり、眼球の外から入る光を屈折させて、網膜に結像させる働きがあります。水晶体は直径9ミリ、厚さ4ミリの凸レンズの形をしていて膜（嚢）に包まれています。この膜の前面が「前嚢」、後面が「後嚢」と呼ばれています。

　一方、水晶体の中身は透明な組織で、タンパク質と水などから構成され、「皮質」と「核」に分かれています（図1）。正常な水晶体は透明で光をよく通します。しかし、さまざまな原因で水晶体の中身のタンパク質が変性して、濁ってくる状態が「白内障」なのです。このように水晶体が濁ると、光がうまく通過出来なくなり、光が乱反射して網膜に鮮明な像が結べなくなり、カメラのレンズとしての役割が果たせず、かすみやまぶしさが強くなり、視力が低下します（図2）。

## 2　白内障の原因

　白内障はさまざまな原因で起こりますが、最も多いのが、加齢によるものであり、これを加齢白内障と呼んでいます。これは、水晶体を構成するタンパク質が加齢と共に変性し、濁ってくるこ

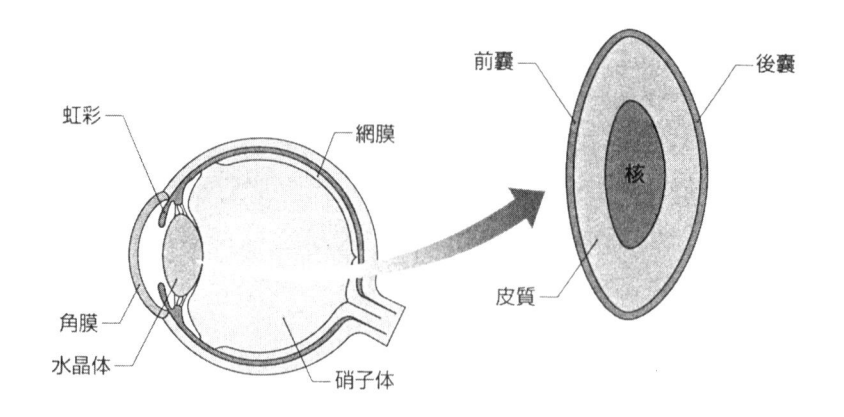

図1　目の構造と水晶体

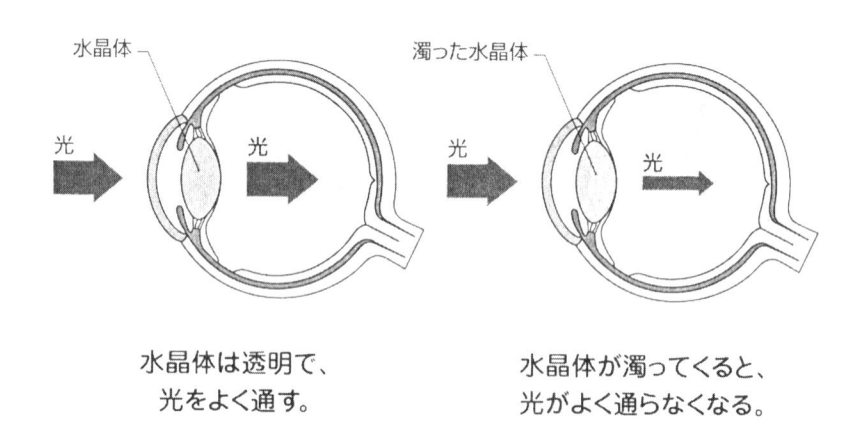

図2　白内障の眼球

とが原因です。このため、高齢の人ほど多く発症し、40歳代で約40％、50歳代で60％、60歳代で80％、70歳代で約90％、80歳代ではほぼ100％の方が白内障を発症します（図3）。

第3章　白内障

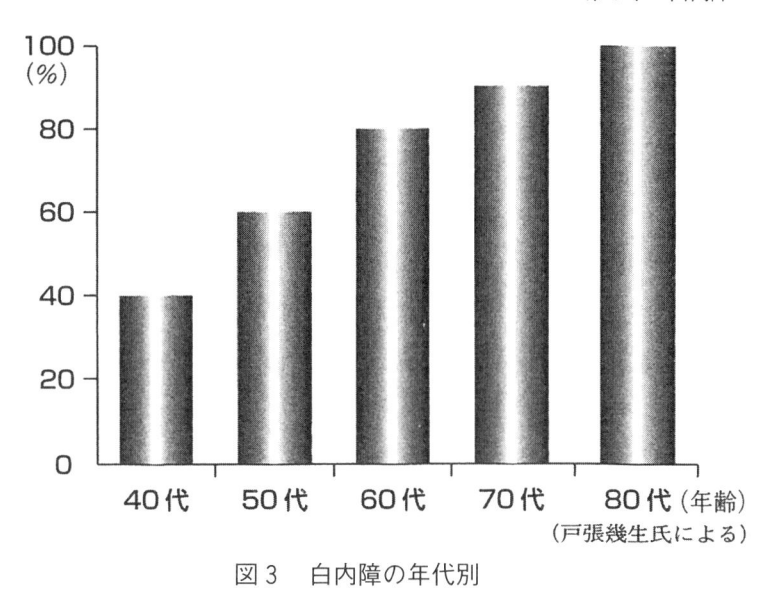

図3　白内障の年代別
（戸張幾生氏による）

　一度発生した白内障をもとの透明な状態の水晶体に戻すことはできません。これは、ちょうど頭髪が白くなるのに似ています。
　また、世界でも、温帯より熱帯で、さらに、空気の薄いネパールやチベットなどの高地に白内障になる人が多く、日本でも屋外での生活など長期間の強い紫外線の影響も関係しているといわれています。その他の原因として最近では、アトピー性皮膚炎や糖尿病などの合併症として比較的若い方の発症も増えてきています。
　母親の体内で風疹に感染するなどの原因で発生する先天白内障や眼のケガによる外傷白内障、また、副腎皮質ホルモン（ステロイド）などの薬剤や放射線などによる副作用から白内障を起こす場合もあります。

## 3　白内障の濁り方と症状

　白内障では、眼の中の水晶体が濁るため、眼がかすんで視力が低下します。水晶体の濁り方は個人差があり、症状もさまざまです。ただ、一般的な加齢白内障の場合は、水晶体の周辺部の「皮質」から濁りが始まることが多く、中心部の「核」が透明であれば、視力低下などの自覚症状は初期にはありません。
　しかし、濁りが中心部に広がると「まぶしい」「眼がかすむ」「ものが二重三重に見える」などの症状が出現します。
　明るいところでまぶしく見えにくい、夜間の運転での対向車のライトが眼に入って、まぶしく一瞬見えなくなるなどの症状も見られます。
　このように、室内での視力検査や見え方は良好ですが、明るくまぶしい屋外や夕方などで視力が低下する場合も多く、注意が必要です。さらに、白内障の進行に伴い、従来使用していたメガネが合わなくなり、見えにくくなるケースがあります。
　メガネをいくら変えてみても視力が改善せず、眼が疲れて見えにくくなることも少なくありません。
　一方、中心部の「核」から濁り始めると、水晶体の厚みが増し、屈折力が増すため、近視の人は近視が進んだ感じになったり、老眼がある人は、老眼の度が一時的に軽くなるという症状が現れる場合があります。
　このように、老眼鏡が合わなくなり、一時的に近くが見えやすくなる場合も黄信号であり、白内障が進んで現われることもある症状だと考えて、眼科を受診した方が良いでしょう。その後、眼がかすむ症状が進行するようになるからです。その他の症状として、物が二重、三重に重なって見える場合もあります。道で知人と会っても挨拶せずに失礼したり、夜、月が二重、三重に見える

症状に気付いたら要注意です。

## 4　白内障のタイプによる症状の差

　白内障は、初期にはほとんど自覚症状がなく、濁りがだんだんと進んでくると見え方に違和感がでてきます。通常はかすんだり、まぶしくなったりして物が見えにくくなる症状です。

　老眼との違いは、老眼は近方のみ見えづらいのに対して、白内障では遠近共に視力が低下し、全体がかすむという状態が現れます。これは、白内障の混濁によって光が乱反射するためのもので、白内障の進行に伴って、かすみが強くなり、曇りガラスを通して見た時のように白っぽくかすんで見えるようになっていきます。ただ、白内障の進み方は個人差が大きく、また、水晶体が濁る部分によって症状のでかたが違います（図4）。

(1) 水晶体の周辺の「皮質」部分から濁るタイプは、初期は症状が現れにくい状態ですが、徐々に症状が進んでいきます。一般的には、視力低下で、細かい文字が老眼鏡をかけても見えない、霧がかかったようにぼやけてかすんで見える、太陽や照明などがまぶしくギラギラ見える、という症状が進行してきます。

(2) 水晶体の中央にある「核」が濁るタイプは、一時的に近くが見えるようになり、その後眼がかすむようになってきます。老眼が軽くなったら治ったと勘違いしますが要注意なのです。片眼で物が二重三重に見える等という症状もこのタイプに多く見られる症状です。

(3) 水晶体の「後嚢」と接した部分から濁るタイプは、初期から眼がかすむ、まぶしいといった症状が現れます。例えば通常の視力検査では 1.0 近く見えても、直接、正面から光を受ける逆光の状態や屋外での視力は 0.2 や 0.3 まで低下することもあるわけです。このため、夜間の運転などで対向車のライトを浴びると、まった

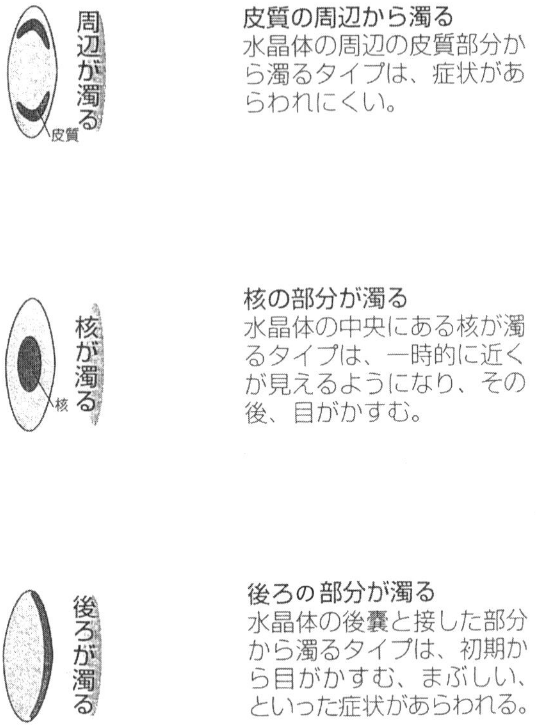

周辺が濁る
皮質
皮質の周辺から濁る
水晶体の周辺の皮質部分から濁るタイプは、症状があらわれにくい。
核が濁る
核
核の部分が濁る
水晶体の中央にある核が濁るタイプは、一時的に近くが見えるようになり、その後、目がかすむ。
後ろが濁る
後ろの部分が濁る
水晶体の後嚢と接した部分から濁るタイプは、初期から目がかすむ、まぶしい、といった症状があらわれる。


図４　水晶体の混濁部分と症状

く見えなくなるなどといった症状も発生し、早期からの視力低下が著明で、注意が必要です。

ここで忘れてはならない大事な点は、白内障は慢性疾患ではありますが、必ず定期的な検査と診療を眼科専門医で受けることです。その理由は、白内障の進行状態やそれに伴う視力低下の進み具合の診療のみでなく、他の余病、すなわち、高齢者に急増している緑内障、加齢黄斑変性症や眼底出血などの眼の奥の病気の合併がないかどうかなども定期的にチェックして調べる必要があるためです。

このようなチェックを怠り、自己判断で白内障が進行したと思い込むことで、余病の早期発見と治療が手遅れとなり、白内障の手術を後で行っても視力が回復しない場合も少なくないからです。まさに、「後悔先に立たず」なのです。

## 5　白内障の薬物治療の限界

　白内障の薬物療法としては、主に二種類の点眼薬があります。ピノレキシン点眼薬（商品名カタリンK・カリーユニなど）とグルタチオン点眼薬（商品名タチオン・ノイチオン・イセチオンなど）です。さらに、内服薬としてパロチン（唾液腺ホルモン）が白内障の進行抑制に有効であると考えられています。しかし、これらは白内障の濁りを取り去って、根治させるものではなく、白内障の進行を少し抑える程度の効果しかないことも報告されています。
　白内障によるかすみ眼や視力低下などの自覚症状を緩和する漢方薬として、「牛車腎気丸」（ごしゃじんきがん）や「八味地黄丸」（はちみじおうがん）といった内服薬も用いられています。しかし、白内障の進行を抑えたり、症状を改善するには限界があります。
　やはり原因が主に加齢現象であることから、唯一の根治法として白内障手術が実施されるわけです。

## 6　現在の白内障の手術の時期

　かつて、白内障手術の技術や機器がまだ発達しておらず、さらに、眼内レンズが開発され進歩する以前は、やむを得ず白内障がかなり進んで瞳が真っ白になり、指の数も数えられなくなるまで待ってから、手術を行わなければなりませんでした。
　しかし、最近は白内障手術の技術の進歩と、眼内レンズの開発に伴い、生活に不自由を感じるようになった時点が、手術の適応

期となり、放置せずごく小さな切開による手術を積極的に実施されるようになりました。

現代社会では、情報の90％以上が眼から取り入れられるといわれています。テレビ・新聞を快適に見るためには0.5以上の視力を要します。また、運転免許の更新のためには0.7以上の視力が必要とされます。さらに、0.7以上の視力であっても、細かい仕事に支障をきたしたり、室内での視力は良くても室外では非常にまぶしく、運転などに危険を感じる、つまり日常生活に支障をきたすようになった時点が、現在の白内障手術の時期と言えます。

すなわち白内障の手術の時期については、一般の方であれば、読書や新聞などの通常の生活に支障をきたすような視力0.5を割った状態での時期が目安となります。しかし、自覚症状の個人差もあり、その方の求める視生活のレベルに応じて、それ以上の視力でも手術の時期となる場合も少なくありません。

特に、運転をなさる方は、0.7以上の視力が必要となるので、その視力が目安となりますが、前述した「後嚢」の部位や中央部に白内障の強い濁りがある場合には、室内では良好な視力であっても、屋外や逆光等により著しい視力低下をきたすケースが多く、0.7以上の視力でも手術に踏み切る場合もあるわけです。

一方、80歳以上の高齢の方で、身の回りの生活に不自由をきたさない場合については、ご本人の希望を優先し、0.3程度まで待って手術を行う場合もあります。

ただし、白内障を放置した場合、手術が難しくなることがあります。白内障を長期に放置した場合によくある問題点として、白内障が高度に進行して、「核」の部分が固くなります。このように固くなった白内障は非常に扱いにくく、手術が難しくなるのです。通常は、「小切開法」といい、約3ミリの小さな切開創から超音波白内障手術を行うことが当たり前になっていますが、このような固い白内障では、強い超音波を使わないと水晶体を分解・吸引す

ることが難しく手術時間もかかります。また、水晶体が固くなると同時に、水晶体を包んでいる嚢や支える組織（チン小帯）が脆弱になってきます。このため、かなり進行するまで放置された白内障では、やむを得ず、11ミリ以上も大きく切開創を広げて、水晶体の核を丸ごと取り出す嚢外摘出法で手術を行わねばならないことも多いのです。さらに、眼の組織ももろく弱くなっており、嚢が薄くなってしまっているため眼内レンズの固定が悪くなるなど、手術中にいろいろな合併症を起こす危険も増加するのです。

また、白内障を放置しておくと、さまざまな合併症を起こす場合がみられます。白内障が熟していくと、水晶体の濁りが増加し、眼内の水を吸って白内障が急激に進行して水晶体が膨張し、眼内の水の排水口（隅角）を塞いで、急激に眼圧が上昇する「急性緑内障」を発生することがあるのです。

一方、片眼の視力が良いからと、もう一方の白内障を放置した場合も、このような緑内障の危険の他に、使わないために、廃用性の外斜視となってしまい、手術しても、手術後に物が二重に見える複視を発生することもあります。また、視力の悪い眼の方が廃用化されてしまっているため、手術後も視力の回復に時間を要することもわかっています。

このような理由から、白内障をいたずらに長く放置しておくことは、手術時の合併症の危険を高め、術後の視力回復にも悪影響を及ぼすことがわかり、現在では、見えなくなるまで放置せず、不自由を感じた時点で悪化する前に手術を実施するように、患者さんに啓蒙しています。

# 7　白内障の手術前検査

　白内障の手術を受ける前には、眼と体について手術が問題なく実施できるかを調べていきます。まず、眼について手術が支障なく行われるかどうかを調べる検査を行います。このため、視力・眼圧、更に眼底検査を行います。視力低下の原因は、白内障だけとは限りません。そこで、眼底（網膜・視神経・黄斑部）などの状態をよく診察して、白内障以外の病気がないかどうかを調べるのです。他の病気がある場合は、それを治療してから白内障の手術を行う場合もあります。

　また、細隙灯顕微鏡検査によって白内障の濁りの状態と角膜の状態などを調べます。特に、角膜内皮細胞に異常がないかを詳しくチェックします。角膜内皮細胞は、角膜を透明に保つ上に重要な役割をしていますが、その細胞の数が少なかったり、異常がある場合には、手術後に合併症がでることがあるので、手術を見合わせたり、特殊な薬剤を使用しながら慎重な手術を行う必要があります。

　さらに、最も適切と考えられる眼内レンズの度数を決定するための超音波検査や角膜曲率半径検査も行います。

　手術を受ける方の多くは高齢者であり、全身的な病気を持っている場合も多く、体の状態についても十分な問診や採血・尿検査・心電図検査などを行い、心臓病、糖尿病、高血圧、高脂血症の有無とその病状などの全身病の状態をチェックするようにしています。また、内科や整形外科等の主治医の先生にも、白内障の手術の期日をお伝えして、全身病の状態や処方されている薬も知らせて頂くようにしています。

　全身状態が非常に悪い場合やコントロールが非常に悪い場合には、まず全身状態を治療したり、糖尿病の血糖コントロールが改

善してから手術を行う場合があります。また、薬剤についても血栓を防止するために血液をサラサラにする内服（ワーファリン・パナルジンなど）の抗凝固剤については、手術前に薬を休む場合があります。なお、心房細動などの不整脈で抗凝固剤の継続が必須な場合には、血管のない透明な角膜（くろめ）の部位から、後述する「小切開法」もしくは「極小(ごくしょう)切開法」による手術が実施されています。

## 8　進化した現在の白内障手術（図5）

　—「極小切開法」（MICS）の時代へ—
　従来の白内障手術では、11ミリ以上も大きく切開創を広げて、混濁の原因である水晶体の核を丸ごと摘出する嚢外摘出術が行われていました。
　しかし、現在、白内障の手術は、わずか3ミリの小さな切開創から、濁った水晶体を超音波で細かく分解して、吸引除去する方法（超音波乳化吸引術）が主に行われています。同時にその創口から、柔軟な高品質眼内レンズを、小さく折りたたんで眼内に挿入し、残した後嚢の中に眼内レンズを固定する「小切開法」（SICS）という手術法が実施されています。この方法は、眼に優しい局部麻酔のみで、短時間の内に行われるようになりました。
　最近では、手術技術および機器がさらに進歩し、わずか約2ミリの切開創から、柔軟な6ミリの高品質眼内レンズを折りたたみ、細い筒状の器具に包み込んだ状態から、眼内に安全に挿入する「極小切開法」（MICS）が開発されました。
　この極小切開法により、手術による炎症を最小限に抑えることができるだけでなく、創口の治癒も早く、強度も強く保てることで、手術後の乱視の発生も最少限に抑えられ、より早期に安定した視力を得ることができるようになったのです。

1 超音波で水晶体の核を砕いて、吸引します。　超音波乳化吸引法

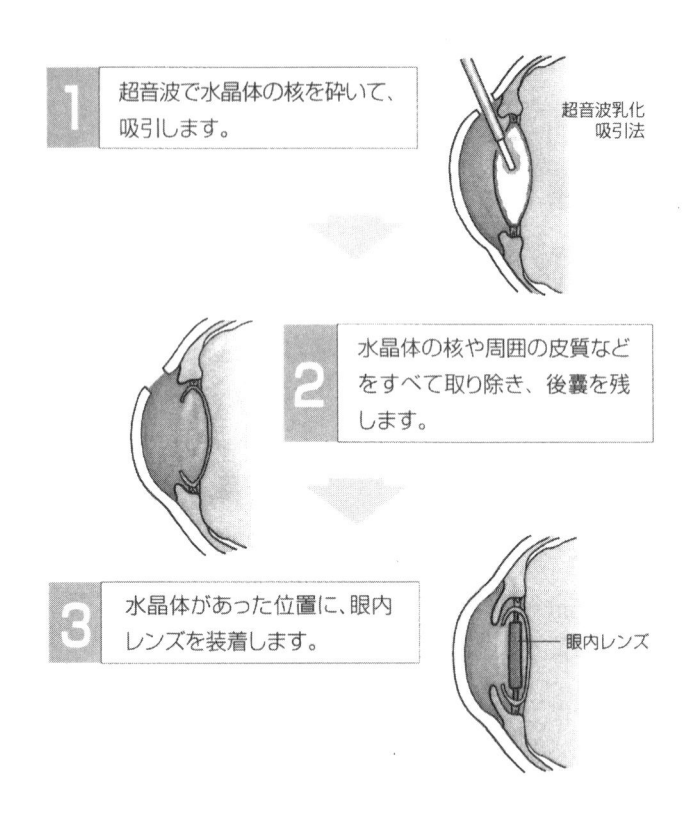

2 水晶体の核や周囲の皮質などをすべて取り除き、後嚢を残します。

3 水晶体があった位置に、眼内レンズを装着します。　眼内レンズ

図5　現在の白内障手術

　しかも、麻酔法も目薬のような点眼麻酔のみの場合や少量の目に優しい局所麻酔薬の使用のみで済み、手術中もほとんど痛みを感じません。手術時間も通常の眼であれば約10〜20分程度で終了します。
　ただし、手術は、ただ時間が短ければ良いというものではありません。一生の中で一度か二度しかない手術ですので、眼の安全を第一に考え、ひとつひとつの手術の過程を確認しながら、急がずに確実な手術をする眼科医をお奨めします。
　また、手術を受ける患者さんの眼の状態や白内障の進行の状態

により、手術時間には個人差があります。特に、かなり進行した高度の白内障の場合には、核がかなり固くなっているため、やむを得ず、11ミリ以上も大きく切開創を広げて、超音波を使わずに水晶体を取り出す嚢外摘出術を行わねばならない場合もあり、数十分の時間を要することもあるのです。

## 9　眼内レンズの種類

### (1) ハードプラスチック（PMMA）レンズ

　眼内レンズを挿入する白内障手術が約50年以上前に開発されて以来、今日まで、眼内レンズの材料は硬質プラスチックレンズ（PMMA）が多く使われてきました。このプラスチックは、光学的にも優れ、生体内に入れてもほとんど変化しない点で、眼内レンズとして優れた材質だったわけです。

　最も一般的なレンズの大きさは、直径6ミリ程度で、さらに、レンズを支えるための足の部分も含めると、全長は13～14ミリ程になります。ただ、短所として、PMMAは材質が硬いので折り曲げることができません。

　このため、超音波乳化吸引術による白内障手術時の約3ミリの切開創を、PMMAレンズを挿入するために、6ミリ以上にまで拡大する必要があり、それによる新たな乱視の発生が問題となっています。このため、創口が治癒するまでの間、視力の変動が生じて、適切な視力を得るまで時間を要し、眼鏡の処方にも手術後2～3ヵ月の期間を要していました。

### (2) ソフトアクリルレンズ〔「小切開法」（SICS）及び「極小切開法」（MICS）に対応可能なレンズ〕

　このような短所を補うため、従来のハードプラスチックレンズ

に替わって、より柔軟性の高いアクリル樹脂を使用した柔軟な素材の眼内レンズが開発されました。

　このレンズは、眼内に挿入する際に、小さく折りたたむことができるため、「小切開法」(SICS) に対応でき、切開創も約3ミリ程度で済みます。

　さらに、最近では、わずか約2ミリの切開創から、このソフトアクリルレンズを折りたたみ、細い筒状の器具に包み込んだ状態から、眼内に安全に挿入するという「極小切開法」(MICS) が開発されました。

　このように手術時の切開創は、小さければ小さい程、術後の炎症が少なく、新たな乱視も発生せず、手術後の視力回復が早いという大きなメリットがあります。このため、手術後の視力を微調整する眼鏡処方の時期も、術後3週間程度にまで短縮されたのです。

　ソフトアクリルレンズは、手術後の炎症も少なく、視力回復が早いという長所の他に、他の全てのレンズと比較して、後発白内障が起こりにくいという優れた利点があります。このため、最近では、ソフトアクリルレンズが世界でも最も多く、使用され、主流となっています。

　ただ、非常に優れた高品質レンズですので、他のレンズと比較して、価格が高いのが唯一の短所ですが、患者さんの負担は、どのレンズを使用しても治療費は同じとなっていますのでご安心ください。

(3) 着色眼内レンズ

　もともと人の水晶体は、加齢と共に黄色みをおびてきます。つまり、年齢と共に色の濃くなる天然の黄色いサングラスをかけていることになるわけです。黄色と青色とは補色の関係にあり、混ぜると白色になるように、黄色は青色の光を吸収して制限する作用があるわけです。

こうした理由から従来の白内障手術の後で、時に自覚される現象として、ものが青っぽく見える（青視症）症状があります。特に害はなく、たいていの場合は経過と共に自覚症状がなくなっていきます。ただ、このような症状を改善するために着色眼内レンズが開発されています。
　人の眼と同様の黄色を呈し、眼内に入って散乱しやすく、エネルギーの強い青紫色光を吸収しカットすることで、まぶしさや光の反射を抑えて、また自然の状態でものを見ることができる自然視の見え方をめざしています。また、この着色眼内レンズは患者さんがしばしば訴えられるまぶしさや光の反射を抑えることができるだけでなく、さらに、コントラスト（色の濃淡の感覚）をよりはっきりとらえることができます。
　さらに、エネルギーの高い青紫色の光をカットすることができるので、網膜に対する保護効果も期待されています。
　このような理由から、着色眼内レンズは1991年に日本で開発されましたが、従来は材質が硬質プラスチックのため、眼内レンズ挿入時に6ミリ以上に切開創を広げる必要があり、小切開法や極小切開法での白内障手術に対応することができず、その用途として加齢黄斑変性とその前駆病変や網膜色素変性など網膜の変性疾患がある方に限って使用されていました。
　しかし、現在では小切開から小さく折りたたんで挿入が可能なソフトアクリルレンズの材質で作られた「着色アクリルレンズ」も発売されるようになり、この着色アクリルレンズが世界的にもより多くの方に使用されるようになってきました。
　近年、特に人口の高齢化に加え、太陽光やパソコン、テレビ等の有害な青紫色光線と紫外線の影響、そして喫煙や高脂肪・高塩分に偏りがちな食生活の欧米化もあいまって、日本においても加齢黄斑変性の方が急激に増加しています。
　このような背景から、手術後に早期の青視症の防止や網膜に対

する保護効果も期待され、着色アクリルレンズが将来的により多く使用される眼内レンズとなっていくことも考えられます。

### (4)多焦点レンズ

　現在、一般的に使われているレンズは、ピント調節機能がほとんどないため、遠方にピントを合わせた場合は、老眼鏡が必要になります。そこで、遠近両用眼鏡のように、遠近両方に焦点が合うように設計された眼内レンズも開発され、すでに一部では使用されています。

　しかし、その回折型多焦点眼内レンズは、従来の眼内レンズと比べて、眼鏡で矯正した際の視力が劣り、ピント合わせが甘く、さらに、その画像が暗くなる点や、人によってはハロー現象（光源を見た時、沢山の光の輪が出来る）という症状が起こることなどの問題があります。また、一定量以上の乱視がある方には、この眼内レンズの使用が難しいなど、まだまだ解決しなければならない課題がいろいろと残されています。

　このため、現在でも、鮮明で良質の視力を確保するために、患者さんの希望される遠近のいずれかに焦点を合わせた単焦点レンズを挿入し、手術後に眼鏡で微調整する方法が一般化しています。

## 10　白内障手術の入院期間と日帰り手術

　白内障の手術が囊内法（水晶体を全部摘出する手術方法）だった過去の時代には、入院期間は２週間にも及びました。しかし、近年、身体的負担の少ない小切開法による手術で、眼科手術の中でも安全性と効果が確立された手術となり、毎年約90万件以上もの白内障手術が全国で実施されています。現在では手術法の進歩とともに術後の回復も早まり、入院期間も短縮され、日帰りで手術をする施設が多くなりました。

実際、日本眼内レンズ・屈折手術学会の調査報告でも全国の80％以上の施設で何らかの形で日帰り手術が実施されています。
　井上眼科病院でも、患者さんの希望が多くなってきているので、日帰り手術の割合は増加しています。一般的には80歳以下の方で、片眼の視力の良い方、また当院まで1時間以内で来られる方、全身的に重い病気がなく健康状態の比較的良好な方、一人暮らしではなく通院の時に付き添いの来られる方、また、自宅でないと眠れないからと希望される方には、日帰りの手術をしています。
　それで特に問題となった方は、ほとんどないように思います。手術前に術後の注意点について、よく説明するので、患者さん自身が気をつけられるからでもあります。
　ただし、手術というものは100％の成績を達成すべく、万全の備えをすることも必要です。このため、入院していただき、患者さんも手術を受ける体制を整えて臨み、手術後の経過をきちんと確認してから帰宅していただくほうが安心な場合も少なくありません。特に白内障の患者さんは高齢者が多く、手術というのは、やはりストレスになるので、特に虚血性の心臓病などで全身状態に危険がある場合は、入院による手術が奨められます。
　また、外来白内障手術（日帰り手術）をしても、翌日は通院する必要があるので、足が不自由だったり、住居が遠かったりする方には負担になります。手術直後は目が慣れないために、視力が充分に出にくいこともあるので、注意が必要です。
　西葛西・井上眼科病院は、当院の分院でありますが、この病院は住宅地にあり、患者さんの多くは近所に住まわれている方なので、半数以上が日帰り手術となっています。そのために、日帰り手術用のリカバリールーム（術後回復室）をつくり、術後1時間以上そこでゆっくり休んでいただいて、回復されてからお帰りいただきます。また、術後の回復が遅い患者さんには、はじめに日帰りを予定した方でも入院していただく場合も、まれにあります。

なお、入院設備のない通常の外来診療所で手術を受けられる場合にも、緊急の場合の連絡先やその対応について、よく手術前にご確認なさることも大切です。また、近所のホテルを紹介して、宿泊をすすめられる医療機関もあり、この場合も、緊急の場合の連絡先とその対応やケアについて確認してください。
　白内障手術は、一生に一度、あるいは両眼があるので、二度の手術ですから、主治医の先生の説明を受け、よく相談され、不安な点は充分によく確認されて、受けられることをお奨めします。
　また、日帰り手術を受ける患者さんも増加してきていますが、全身状態などから慎重に手術を考慮する場合は、1泊2日は入院した方が良いと思います。もちろん、入院期間は患者さんの年齢や健康状態、病院への交通手段などによって異なります。高齢者で住まいが遠い場合は2泊3日、他の病気がある高齢の方の場合には5日間位の入院が必要になる場合もあります。
　なお、両目を手術する場合は、数日から1週間の間隔をあける必要があるので、その分だけ長くかかります。

## 11　白内障の手術費用

　白内障手術及び眼内レンズ挿入手術共に、健康保険の適応となっています。現在では、水晶体再建術（眼内レンズ挿入を含む）という術式で、健康保険で取り扱われています。また、先に述べた極小切開手術法でも健康保険適応であり、患者さんの負担額は変わりません。
　このような小切開手術に伴い、日帰り手術が可能となり、日帰り手術の場合の患者さんの費用負担は、70歳以上の1割負担の方の自己負担金は約1万7千円程度、2割負担の場合は約3万4千円程度となります。
　しかも、所得に応じた高齢者の自己負担金限度額がありますの

で、その限度額に応じて還付が可能です。すなわち、老人保険の自己負担金の還付については、市町村の担当の役場の窓口で、一般の方は1万2千円を超える金額、低所得の方は8千円を超える金額、一定所得以上の方は4万2千円を超える金額については、後日還付の手続きができるのです（平成18年4月現在）。また、70歳未満の3割負担の患者さんの場合は、約4万8千円の負担金額となります。

　同時に、日帰り手術の場合でも、簡易保険を除くと、ほとんどの生命保険で手術給付金が適応とされます。

　一方、入院手術の場合は片眼で約2～3日の入院期間であれば、1割負担が2万5千円程度、2割負担が5万円程度、3割負担が7万5千円程度となります。さらに、両眼手術で4～6日入院する場合は、1割負担が4万5千円から5万円程度、2割負担では8万5千円から9万円程度、3割負担では12万5千円から13万円程度の自己負担となります。入院手術の場合の自己負担金の限度額は、一般の方は4万2百円、低所得の場合、また一定所得以上の高所得の場合は、それぞれ各限度額が異なっており、それを超えた金額が、還付の対象となります。

## 12　手術後の注意点

　手術後は、細菌などの感染を防止するために、眼の周りを清潔に保つことが大切で、汚れた手で触ったり、汚い水を入れないよう気をつけて下さい。同時に、医師の指示通りに、抗菌薬などの点眼薬も忘れずに使用して下さい。

　手術後の眼の創口や眼内レンズの固定に支障を与えないよう、眼を強く押したり、こすったりしないように注意して下さい。特に眼に衝撃が加わるようなスポーツなども避け、眼の打撲にもご注意下さい。このため、手術後はゴーグルタイプの保護用メガネ

の装用をお奨めします。

手術直後は眼が充血したり、赤くなったりすることがあります。また、ゴロつく・涙がでる・眼がかすむなどの症状がでることがありますが、手術後も指示通りに点眼薬を使用し、定期的な主治医の治療を続けることで、これらの症状も数日から約1～2週間程で治まります。

ただし、万一、急激な視力低下や、著しい眼脂と眼痛などの症状を自覚された場合は、細菌の侵入による化膿性の炎症が発生した可能性もありますので、すぐに主治医に連絡なさって下さい。

白内障手術後の生活は、翌日からでも疲れ過ぎない程度にテレビを見たりして眼を使っても構いません。また、仕事の復帰は早い時期にできますが、患者さんの眼と全身の状態や仕事の内容などによって違ってきますので、眼科医に相談してください。

そして、手術後も油断せず、必ず定期的に通院をお続け下さい。

## 13　後発白内障のレーザー治療

白内障の手術後、数ヶ月から数年してまたまぶしくなったり、

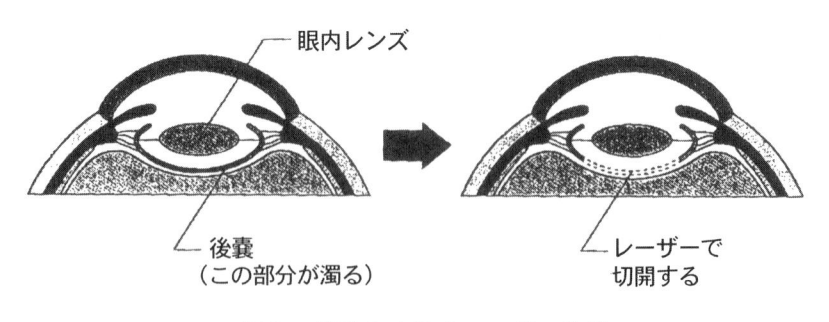

図6　後発白内障のレーザー治療

眼がかすむ事があります。これは、後発白内障というもので、手術の際に残しておいた水晶体の後嚢が濁ってくるために起こります。

　後発白内障は、手術の必要はなく、ヤグレーザーという機器を使って痛みもなく簡単に濁りを除去することができます（図6）。視力はすぐに回復し、入院の必要もありません。

　なお、後発白内障の発生率が最も少ないという点では、どのレンズよりもソフトアクリルレンズが優れています。

　また、手術後も定期的な通院治療と点眼薬の使用を続けて、手術後の眼内の炎症を軽微化することで、後発白内障の進行をある程度抑えることができます。

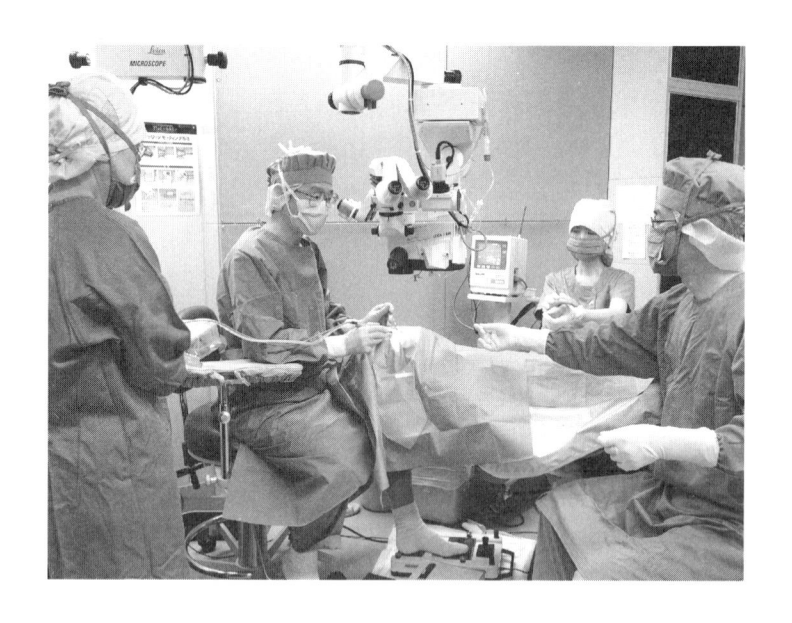
MICROSCOPE

# 第4章　緑内障

## 1　緑内障とは

　かつて緑内障のことを「あおそこひ」と言いました。緑内障のひとつ、閉塞隅角緑内障の急性発作時に、瞳孔が青緑色に見えることから、このようによばれていたのです。眼圧検査や眼底検査が実施できなかった時代には、患者さんの数の多い正常眼圧緑内障や原発開放隅角緑内障は発見できませんでした。そこで、一見しただけでわかる緑内障の急性発作状態をあおそこひとしていたのです。
　しかし、研究が進むにつれて緑内障にはさまざまな種類があることがわかり、緑内障＝あおそこひではなくなっています。

## 2　緑内障の定義

　すこし前まで、緑内障は「眼球内部の圧力（眼圧）の上昇により、視神経が圧迫されて障害を起こす病気」と定義されていました。現在でも一般にこのように説明されることが多いのですが、それだけで緑内障全体を説明することはできません。なぜなら、「眼圧が正常であるにもかかわらず、視神経が圧迫されて障害を起こす緑内障」があることがわかってきたからです。これを「正常眼圧緑内障」と呼び、とくに日本人に多いとされています。
　このため、近年になって緑内障の定義が変更され、最近では緑内障は「視神経乳頭変化およびそれに対応する緑内障性視野障害を認める病気」と定義されるようになっています。つまり、眼圧

上昇を表面には出さず、視神経の変化と視野の変化を中心に考えるようになったのです。

## 3 緑内障は高齢者の病気

2000年から2001年に日本緑内障学会が岐阜県多治見市の協力を得て行った緑内障疫学調査の結果を表1に示しました。当時の多治見市の人口は40歳以上で54,165人ですが、17,800人を検査しました。結果は異常なしが11,140人、緑内障の疑いが4,098人、そのほかの眼の病気の疑いが2,562人であり、さらに精密検査を実施した人は3,021人でありました。

表1は緑内障の有病率を年齢別、男女別に示したもので、40歳代では2.3%ですが、年齢と共に増加して70歳以上では13.11%、つまり緑内障の方が100人中の13人となります。40歳以上の全体の有病率は、5.93%で、補正すると5.78%、人口に換算すると、緑内障の患者さんは40歳以上で約400万人いることになります。緑内障は高齢者に多い病気ということがわかります。

表2に緑内障の型別の有病率を示しますが、開放隅角緑内障が

表1 緑内障の有病率（年齢・男女別）

(%)

| 年齢 | 男 | 女 | 計 |
| --- | --- | --- | --- |
| 40-49歳 | 2.37 | 2.25 | 2.30 |
| 50-59歳 | 3.75 | 2.44 | 3.02 |
| 60-69歳 | 7.72 | 8.06 | 7.89 |
| 70歳以上 | 11.84 | 14.0 | 13.11 |
| 40歳以上 | 5.85 | 5.99 | 5.93 |
| 40歳以上 (補正) | 5.51 | 6.09 | 5.78 |

表2　緑内障の有病率（型別）

(%)

|  | 男 | 女 | 計 |
|---|---|---|---|
| 全緑内障 | 5.51 | 6.09 | 5.78 |
| 開放隅角緑内障 | 4.21 | 3.71 | 3.92 |
| 　原発開放隅角緑内障 | 0.42 | 0.24 | 0.32 |
| 　正常眼圧緑内障 | 3.79 | 3.48 | 3.60 |
| その他の緑内障 | 1.30 | 2.38 | 1.86 |
| 高眼圧症 | 0.80 | 0.94 | 0.81 |

3.92％（その中で正常眼圧緑内障3.60％、原発開放隅角緑内障が0.32％）と最も多くなっています。緑内障の方の65％が正常眼圧緑内障で、これは欧米と比べて日本の特徴であります。

## 4　緑内障は成人の失明原因の第2位

図1は1994年、厚生省が身体障害者手帳の申請書をもとに中途失明者の失明原因を調べたものです。緑内障は全体の12.8％で、糖尿病網膜症（17.8％）に次いで中途失明原因の第2位になっています。

図2は1991年の資料で、緑内障による失明者を年代別に調べたものです。表1の緑内障有病率と同じく、50歳代から失明者数が急増していることがわかります。

## 5　緑内障と眼圧

軽く押してみるとわかるように、正常の眼球は硬い球です。これに対して、眼が白く濁って失明している眼球は、多くの場合、張りがなくて軟らかくなっています。

図1　中途失明の原因　　　　　図2　緑内障失明者数

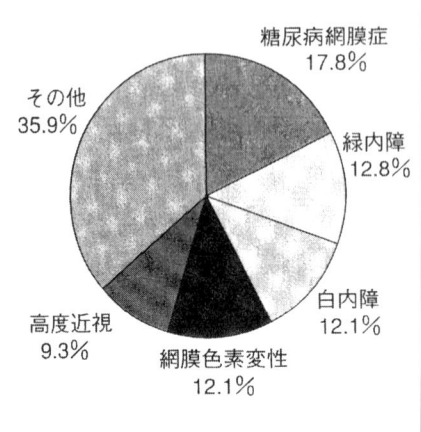

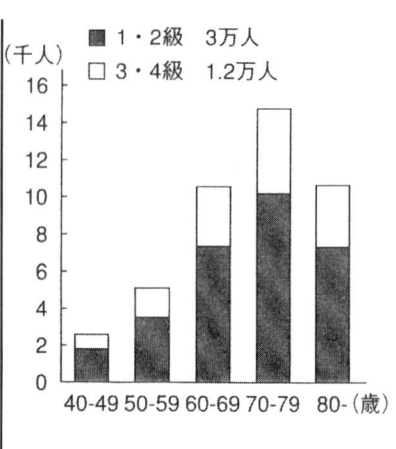

　なぜ眼球は硬くて張りをもっているのでしょうか。もし眼球がやわらかくてふにゃふにゃだとすれば、身体を動かすたびに眼球が動揺し、水晶体や網膜も揺れ動いてしまいます。これでは網膜上にきちんと像を結ぶことができません。すなわち、一定の張りがないと、眼球は十分に機能することができないのです。
　この眼球の張りを与えているのが眼圧で、眼圧は房水とよばれる液体の流れによって生じます。
　図3に眼球の構造と房水の流れを示しました。房水は毛様体でつくられ、矢印のように瞳孔を通って前房へ向かい、隅角から隅角線維柱帯を通ってシュレム管へと流れ出し、最終的には眼球の外の静脈に吸収されます。このように、眼圧に関係しているのは眼球の前方部だけです。硝子体は眼球の大部分を占めているにもかかわらず、眼圧にはほとんど関係がありません。
　房水は目に張りをあたえる以外にも、角膜や水晶体に栄養や酸素を届け、老廃物を運び出すという大切な役割をもっています。透明な角膜や水晶体には血管がありません。もし角膜や水晶体に血管があれば、透明性が失われ、視力が低下します。そこで、血

図3　眼球の構造と房水の流れ

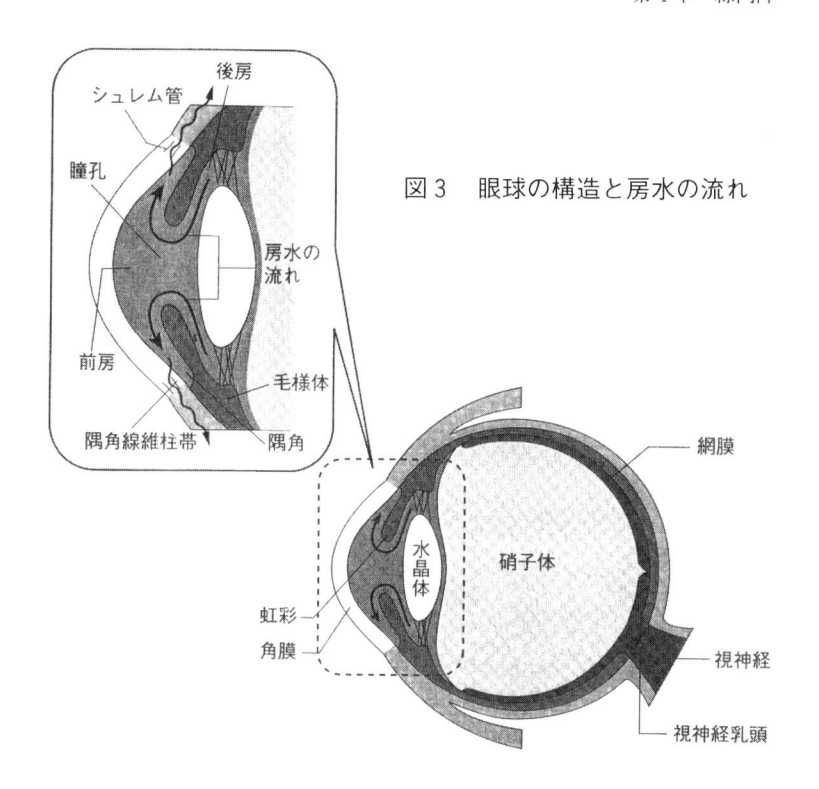

液のかわりに、房水が角膜や水晶体に酸素や栄養を届けているのです。房水は透明な血液ともよばれ、赤血球がないほかは、血液とよく似た成分です。

　新たにつくり出される房水の量が隅角から出て行く房水の量と等しければ、眼圧は常に一定です。

　しかし、何らかの理由で房水の排出量が産生量を下回ると、前房内の房水が過剰になり、眼圧が上昇することになります。したがって、緑内障は房水循環の異常であるということもできます。

　隅角からの房水排出が減少するのは、排出路に通過障害が起こるためです。これには、隅角そのものが閉じてしまうタイプ（閉塞隅角）と、隅角は広いままで、その先の線維柱帯やシュレム管

が詰まるタイプ（開放隅角）があります。

　正常の眼圧は10〜21mmHgの範囲で、平均は15mmHg前後です。眼圧が21mmHg以上であれば眼圧が高いことになりますが、1回の測定だけで緑内障と決めるわけではありません。なぜなら、眼圧は一日の時間帯や季節、測定時の体位などでかなり変動します。

　そこで、眼圧を基準に緑内障かどうかを決めるには、何度も眼圧を測ってみなければなりません。そのうえでつねに基準を上回っているようなら、眼圧が高いとみなして緑内障を疑う必要が生じます。

　眼圧上昇は眼球の前方、すなわち前房内の房水過剰によって起こります。眼球内には眼圧が全体に等しくかかるので、前房内の圧力が高くなると、それに影響されて硝子体内の圧力も高くなります。これが硝子体に接している視神経や視神経の集合部である視神経乳頭を圧迫して傷つけ視神経障害を起こすのです（図4）。

　視神経の障害の程度は、眼圧の程度とその継続期間によって決まります。たとえば隅角が完全に閉じて眼圧が急上昇すると、視神経の障害が急速に進み、放置すれば1〜2日で失明する危険が

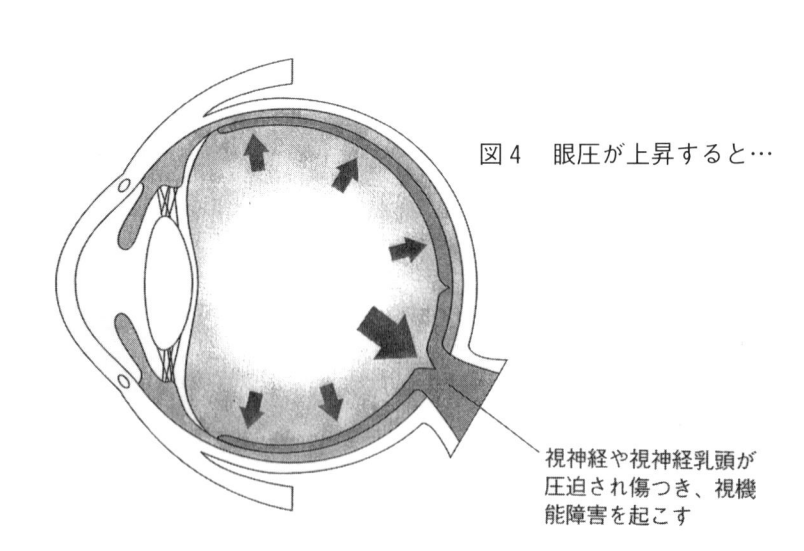

図4　眼圧が上昇すると…

視神経や視神経乳頭が圧迫され傷つき、視機能障害を起こす

あります。一方、開放隅角緑内障では眼圧はそれほど高くないので、視神経の障害も慢性にゆっくり進み、なかなか症状が現れません。

## 6　緑内障の種類

緑内障にはいろいろな種類があります。その種類ごとに成り立ちが異なっており、場合によっては症状の現れ方にも差があります。

### (1) 先天緑内障

生まれたときから眼圧が高い緑内障です。すでに胎児の間に眼圧が上昇していますが、この段階では眼圧を受けとめる周囲の組織が非常にやわらかいので、眼球が大きくなります。

先天緑内障の頻度は、新生児2～3万人に1人程度です。それほど多くはありませんが、生まれてきた赤ちゃんの黒目が異常に大きい場合は要注意です。

### (2) 開放隅角緑内障

房水の出口にあたる隅角が開いているタイプの慢性緑内障で、原発開放隅角緑内障と正常眼圧緑内障の2つがあります。

#### 原発開放隅角緑内障

隅角は開いていますが、その先の房水排出路（線維柱帯とシュレム管）に通過障害があるため、眼圧が正常よりやや高くなります。房水の通過障害をとくに起こしやすいのは、隅角とシュレム管をつなぐ線維柱帯部分です（図5）。線維柱帯はフィルター構造をしており、このフィルターが目詰まりを起こすのです。

線維柱帯の目詰まりは両眼ともに起こりやすいので、片方の眼が緑内障とわかった場合には、もう一方の眼のほうも緑内障にな

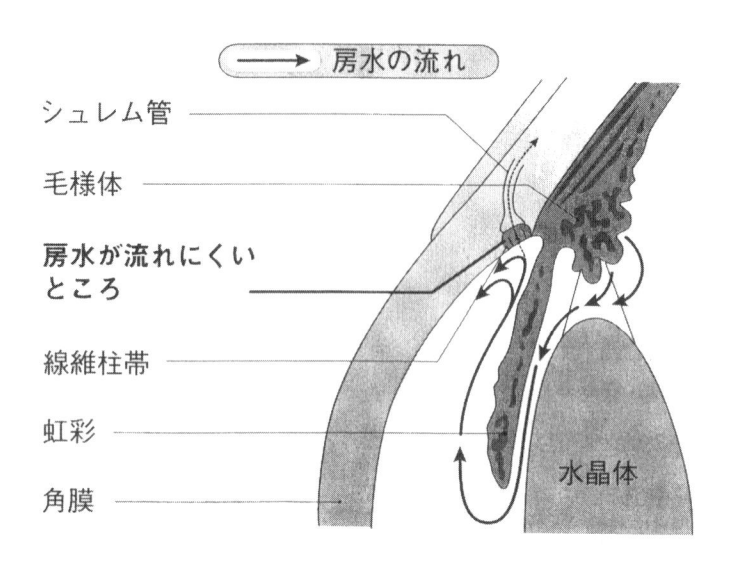

図の中のラベル：
- シュレム管
- 毛様体
- **房水が流れにくいところ**
- 線維柱帯
- 虹彩
- 角膜
- 水晶体
- 房水の流れ

図5　原発開放隅角緑内障のメカニズム

る可能性があることが多いようです。

　房水の通過障害は、じわじわと進むので、原発開放隅角緑内障もゆっくり慢性に進行していきます。そのため自覚症状に乏しく、視力が落ちたり視野に異常を生じてから受診する人が少なくありません。

　原発開放隅角緑内障は、生まれつきの素因をもつ人に見られやすいといわれています。したがって、血縁にこのタイプの緑内障の人がいる場合には注意が必要で、定期的に眼科検診を受けたほうがよいでしょう。また、この緑内障は強度の近視や糖尿病の方に多いこともわかっていますが、男女差はありません。

　　正常眼圧緑内障
　眼圧が正常でありながら、視神経乳頭と視野に変化が起こるタイプの緑内障で、原発開放隅角緑内障と同じで、自覚症状はほと

んどありません。幸いなことに進行がゆるやかなので、治療すれば眼の働きを保ちつづけることが可能です。

正常眼圧緑内障が起こる仕組みについて、現在のところ2つの説があります。

1つは「機械的圧迫説」で、「正常眼圧緑内障の視神経乳頭変化にもやはり眼圧が関係する」と考えています。「視神経乳頭に対する眼圧の影響には個人差があり、正常眼圧緑内障の人にとって眼圧の正常範囲（10～21mmHg）は高すぎるのではないか」ということもいえます。基準値とはあくまで集団を対象に求めたものであり、そこには個人ごとの条件は含まれていません。眼圧が高くても問題のない高眼圧症の人がいる一方で、正常眼圧で視神経乳頭が傷害される人がいても不思議ではないのです。実際、正常眼圧緑内障のかなりの部分は、この眼圧による「機械的圧迫」によるものと思われます。

もう1つは「血液循環障害説」で、「正常眼圧緑内障では、眼底の視神経や視神経乳頭を栄養する血管に血液循環障害が生じている」というものです。最近では「血液循環障害説」の立場から、眼底の血液循環を改善する薬が多く発売されています。

ところで、正常眼圧緑内障は非常に診断がむずかしい病気です。というのは、他の病気でも視野の変化が起こることがあるからです。とくに大脳に障害があると視野障害が起こりやすいので、正常眼圧緑内障の疑いがある場合には、眼底検査や視野検査を行うとともに、脳のＣＴやＭＲＩを実施しなければなりません。

高眼圧症

眼圧が正常範囲より高くても視神経乳頭や視野に異常が生じない人がいて、「高眼圧症」と呼ばれています。正常眼圧緑内障のちょうど逆の存在といえ、眼圧に耐える視神経の強さには、個人差があることがよくわかります。

この高眼圧症で注意すべきことは、その中に年1～2％の割合で、開放隅角緑内障になっていく方がいることです。とくに眼圧が、25mmHg以上のときに緑内障になりやすいと言われており、また血縁に緑内障の方がいる場合や糖尿病などがある場合にも、緑内障の危険度は上昇します。そこで、たとえ「高眼圧症」であっても、眼圧の程度や家族歴、あるいは年齢や他の病気の有無などを、総合的に考慮して、予防的な治療を行うことがあります。
　一方「高眼圧症」で当面治療の必要がなかったとしても、定期的に眼科で受診し、緑内障性の視神経変化が起こっていないかどうかを調べることが大切です。

### (3) 原発閉塞隅角緑内障

　房水の出口（隅角）が狭くなっている緑内障です。水晶体の大きさに比べて前眼部の容積が先天的に小さい方に発生しやすいといわれています。このような方は、中年以降に水晶体が厚くなると、前房が浅くなって隅角が狭くなるのです。また、水晶体と虹彩の間が狭くなることもあります（図6）。
　原発閉塞隅角緑内障では眼圧が急激に上昇します。このタイプの緑内障ではもともと隅角が狭いので、少しの変化で房水の排出が障害され、急激な眼圧上昇となって現れるのです。この状態を急性緑内障発作といい、前日まで何ともなかったのに、次の日には眼圧が50～60mmHgにも達し、眼球がぱんぱんに腫れてしまいます。
　急性緑内障発作の治療が遅れると、失明する危険があります。このため、急性緑内障発作が起こった場合には、一刻も早く眼科医を受診してください。また、閉塞隅角緑内障は眼科検診などによる早期発見が大切で、この緑内障が見つかった場合、予防的にレーザーによる手術を行ったりします。
　原発閉塞隅角緑内障は40歳以上に多く、男性より女性に多い傾

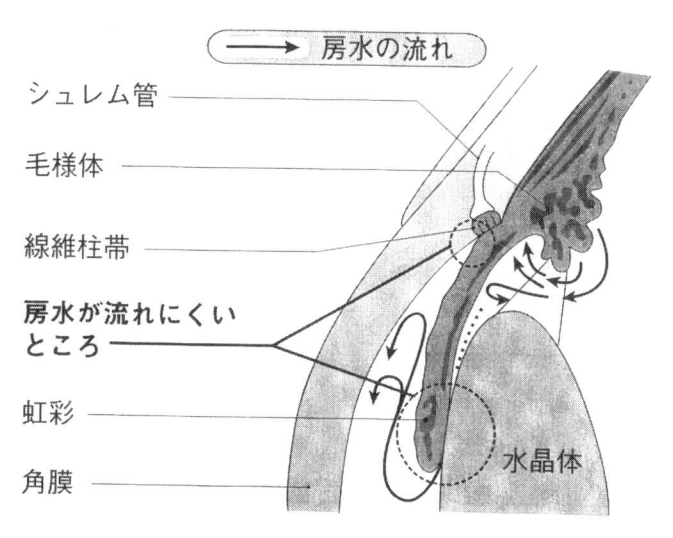

図6　閉塞隅角緑内障のメカニズム

向があります、また遠視の方に多くみられます。

### (4) 続発緑内障

他の病気や薬の影響で眼圧が高くなるものです。

この緑内障を引き起こす眼の主な病気としては、ぶどう膜炎、糖尿病網膜症、外傷などがあります。

ぶどう膜炎はぶどう膜（虹彩、毛様体、脈絡膜の総称）に生じる炎症で、細菌、真菌、ウイルスなどの感染や寄生虫によって起こるほか、全身の免疫システムに異常を起こすサルコイドーシスなどを原因とすることもあります。

このほか、角膜の病気や白内障、眼底出血、網膜剥離などの目の病気のほとんどは眼圧に何らかの影響を及ぼすことがあり、緑内障を合併することがあります。

一方、薬ではステロイド（副腎皮質ホルモン）の長期点眼で隅

角障害が起こり、眼圧が上昇する可能性があることがわかっています。アレルギー性結膜炎などでステロイド点眼薬を使用している場合には、定期的に眼圧を測らなくてはなりません。

　他の病気で二次的に緑内障が起こっているときは、もとの病気を治療することで緑内障は改善されます。薬が原因であればその薬をやめなければなりませんが、ステロイドの場合、勝手にやめるともとの病気が悪化することがあります。自己判断は禁物で、眼科医と相談しながらステロイドの使用を検討することが大切です。

## 7　緑内障の症状

### (1) 開放隅角緑内障・正常眼圧緑内障

　すでに述べたように、原発開放隅角緑内障と正常眼圧緑内障は、ともに隅角が開いていることから開放隅角緑内障に分類されます。日本人の緑内障の大部分はこのタイプです。

　開放隅角緑内障は進行がきわめてゆっくりで、とくに、初期にはほとんど自覚症状がありません。緑内障になると眼底の視神経が眼圧によって傷つき、視野の一部に異常が出ますが、中心部から離れていて、しかも見えない場所が小さい範囲なので気づきません。

　開放隅角緑内障は10～15年という長い時間をかけて少しずつ進行していきます。この過程で、いわゆる不定愁訴的な自覚症状がみられることがあります。たとえば頭痛や眼精疲労などです。しかし、こうした症状を緑内障と結びつけて考える人はあまりいません。

　しかし、この時期には視神経の機能低下が起こり、視野の異常がしだいに進行してきます。とくに中心部に近いところに見えない部分（暗点）が出てきます。それでも最初はこの視野の異常に気づかないことが多く、不便も感じません。

視神経の損傷が進行し、乳頭部の視神経の数がはじめの40～50％になると、見えない範囲が視野の中心に近い部分に広がります。内側の上部からしだいに視野が狭くなっていくことが多いようです。具体的には、文字の一部が欠けて見えたり、テレビ画面で見えない部分が出たりします。

この段階になるとさすがにおかしいと感じる方が増えますが、まだ気づかないこともあります。というのは、内側の視野は両目で補い合うので、一部が見えないことに気づきにくいのです。従って、40歳以上の緑内障年齢になったら、ときどき片目をつぶって視野をテストし、どちらかの目の内側に見えにくい部分がないかどうかをチェックする必要があります。

### (2) 原発閉塞隅角緑内障（急性緑内障発作）

原発閉塞隅角緑内障も、日常的な自覚症状はありません。しかし、何らかのきっかけで隅角の閉塞が進むと眼圧が急激に上昇し、急性緑内障発作を起こします。目の痛みや目のかすみのほか、頭痛、吐き気・嘔吐などの症状が出て、医師が見ると結膜が充血し、角膜に浮腫や混濁が生じ、瞳孔は散大しています。

閉塞隅角緑内障であることを本人が知らない場合、患者さんは頭痛や吐き気があることから内科や脳外科を訪ね、眼科での受診が遅れることがあります。その結果、手遅れになって失明することもあります。ですから、一般的な症状に目の痛みやかすみ目をともなう場合には、まず眼科医を受診しなければなりません。

なお、典型的な急性緑内障発作を起こす前に、小発作を起こす場合があります。これは夜間に多く、一時的なかすみ眼や眼の痛みのほか、虹視（電灯の周りに虹が見える現象）がみられることもあります。放置しておけばやがて大発作につながるので、必ず眼科医を受診してください。

緑内障発作は、感情的に興奮したとき、不眠や過労、過度のス

トレスのとき、眼を酷使したりしたとき、暗い場所に長くいたとき、交感神経刺激薬や副交感神経遮断薬（風邪薬など）を飲んだとき、あるいは長時間うつぶせの姿勢でいたときにおこりやすいといわれています。

閉塞隅角緑内障が見つかった場合には、必要があれば発作予防のために処置（レーザー治療など）を行います。このような処置をまだ受けていないときは、上記のような点に注意してください。

## 8　緑内障の検査と診断

### (1) 問　診

視力や視野の自覚症状がある場合、それがいつから起きたのかを質問するのはもちろんですが、目の症状以外に何か症状がないか、糖尿病などの全身の病気で薬を使っていないか、ステロイド使用の有無などを詳しくたずねます。また、両親や兄弟などの近親者に緑内障の方がいないかどうかを知ることも大切です。

### (2) 細隙灯顕微鏡検査

暗い部屋で細かくまぶしい光を目に当てる検査で、眼科で受診したことのある方なら誰でも受けたことがあると思います（図7）。

暗い場所に光を一筋入れると、室内のほこりがきらきら輝いて見えます。これをチンダル現象とよびますが、細隙灯顕微鏡はこのチンダル現象を応用して透明な目の組織を立体的に観察するものです。

細隙灯顕微鏡検査をすると、角膜の傷や小さな病変、白内障の程度などがわかるほか、隅角鏡を併用して開放隅角か閉塞隅角かを知ることもできます。他の目の病気による続発緑内障の発見にも役立ちます。

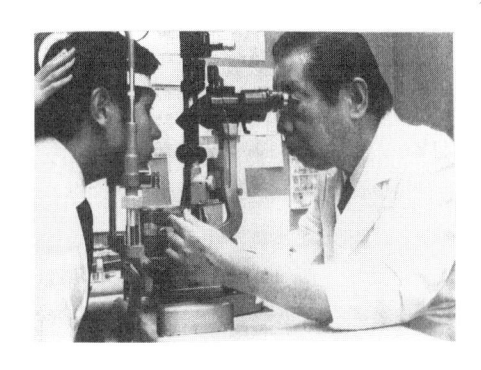

図7　細隙灯顕微鏡検査

## (3) 眼圧検査

眼圧の検査には、ゴールドマン圧平眼圧計もしくは非接触眼圧計を用います。前者は眼科医が直接行う検査で、後者は器械によって自動的に行う検査です。

### ゴールドマン圧平眼圧計

目薬を使って眼球を麻酔し、細隙灯顕微鏡の先端につけた器具を角膜に直接接触させて眼圧を測ります（図8）。熟練を要するので眼科医が専門的に行います。精度はきわめて高いのですが、眼球に器具を接触させるため、患者さんが目をぎゅっと閉じてしまうことがあります。これでは眼圧を正確に測る事はできませんので、医師の説明をよく聞いて検査に協力してください。

### 非接触眼圧計（空気圧圧平眼圧計）

空気を眼球に吹き付けて眼圧を測る装置で、器具を直接眼球に当てる必要がないため、麻酔は不要です。また熟練も要さず、少し練習すれば誰でも測定できるようになります。ただし、検査精度はゴールドマン圧平眼圧計ほどではありません。

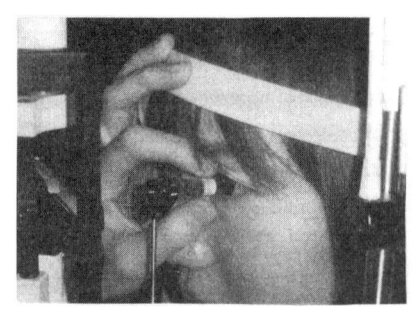

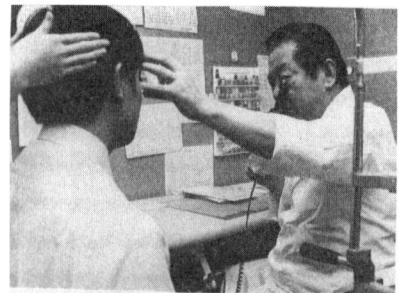

図8　ゴールドマン圧平眼圧計　　　図9　眼底検査

## (4) 眼底検査

　最近は眼圧検査のみに頼らず、眼底の変化によって初期の緑内障を診断する傾向にあり、眼底検査は非常に重要な検査です（図9）。とくに正常眼圧緑内障の早期発見にはこれが欠かせません。

　緑内障が進行すると、眼底に視神経の萎縮が見られます。より具体的には、① 乳頭陥凹の拡大、② 乳頭蒼白化、③ 視神経線維層欠損がみられるのが特徴です。

　図10は正常な眼底です。やや左側にある丸い部分が視神経乳頭で、視神経血管がここから眼球の中に入っています。丸い部分の中央に白く見えるのが視神経で、実際はやや黄色みを帯びた白色です。白い部分の周囲は赤い色の輪になっています。

　図11、12はいずれも緑内障の眼底で、図10にくらべると赤い輪の部分が小さくなり、中心の白い部分が拡大しています。白い部分は乳頭がへこんでいる部分ですが、これが緑内障では拡大します。①の「乳頭陥凹の拡大」です。

　さらに進行すると、周囲の赤い輪の部分は消失して、乳頭が白くなります。これが②の「乳頭蒼白化」で、乳頭部の視神経が萎縮したことを表しています。この写真ではよくわかりませんが、「視神経線維層欠損」も見られます。こうした変化は、眼科医が眼底を見れば一目瞭然です。

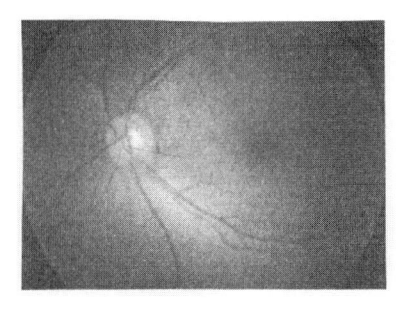

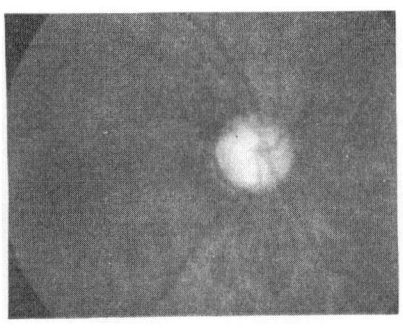

図10　正常な眼底

図11　緑内障の眼底

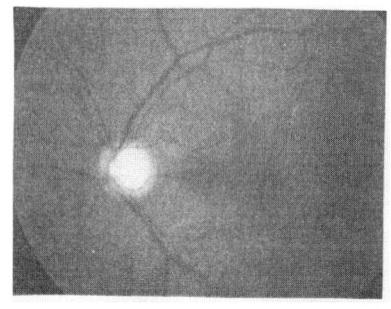

図12　緑内障の眼底

　眼底検査は糖尿病網膜症の検査でもよく行われます。この場合、眼底を見やすくするために、瞳孔を開く薬（散瞳薬）を用いることがありますが、緑内障の患者さんの眼底検査では、十分に注意してこの薬を用いなければなりません。閉塞隅角緑内障の患者さんでは、散瞳薬で眼圧が上がる危険性があるからです。従って、緑内障の方が他科で眼底検査を受けるときは、緑内障であることをきちんと告げることが大切です。また、眼科医に散瞳検査を受けてよいか、聞いておいてください。

## (5) 視野検査

　視野検査ではゴールドマン視野計と自動視野計が代表的です。ゴールドマン視野計は一定の明るさの光がどの範囲まで見えるかを調べる装置で、結果は地図の等高線や天気図の等圧線のように描き出されます（図16、17）。一方、自動視野計はコンピュータを

利用して視野の色々な部位の網膜感度を調べる装置で、結果は方眼紙上に並んだ点の形で示されます（図15）。それぞれの検査に一長一短があり、必要に応じて使い分けます。

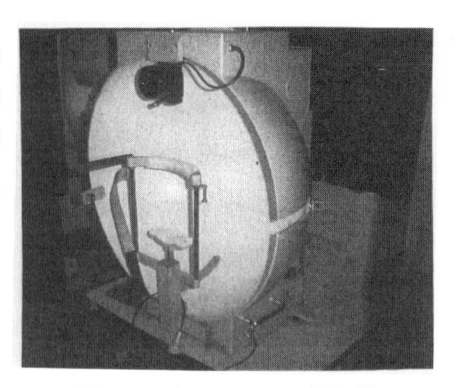

ゴールドマン視野計

　ゴールドマン視野計を図13に示しました。検査を受ける

図13　ゴールドマン視野計

人は暗い部屋の中でこの装置に向い合い、片目でお椀の中心の光をみつめます。すると、周辺の見えない部分から中央に向かって光が移動してきます。検査を受ける人はこの光が見えたとき、ベルを押すとその場所に印がつきます。これを上下・左右16ヵ所ほど行うと、光に対する等感度曲線を描くことができます。光には大きい光や小さい光、明るい光や暗い光など、数種類を用います。

　ゴールドマン視野計を用いると、比較的短時間で視野の全体像を知ることができます。しかし、この検査にはなかなかむずかしい面もあります。

　それは、検査を受ける人がお椀の中心部から目をそらしてしまうことです。検査を受ける人は中心の光を見つめていなければなりませんが、周辺部から光が現れると、ついその光を目で追いかけてしまうのです。つまり検査中に目を動かしてしまうわけで、これでは正確な視野を求めることはできません。

自動視野計

　図14は自動視野計の１つ、ハンフリー視野計です。検査指標は動かずに指標の明るさが変化し、光が見えたら合図するようになっています。これによって、各測定ポイントの視野の感度を求め

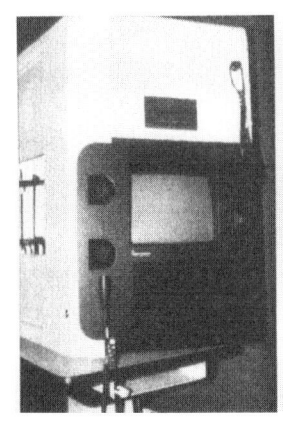

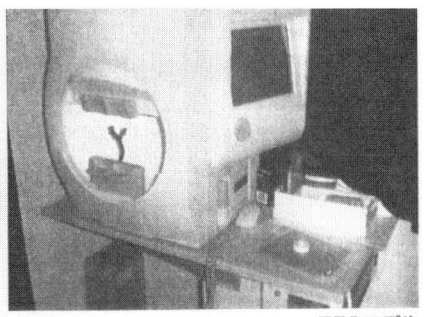

第4章　緑内障

750モデル
630モデル
図14　ハンフリー視野計

ます。測定が自動化されているので、検査を受ける側の技量に結果が左右されないという利点があります。

　図15はハンフリー視野計の検査結果です。正常（左）では見える範囲が均等ですが、緑内障になると光の明るさによって極端なばらつきが生じ、上方から内側（鼻側）が見えにくくなっています。正常の図で黒くなっている部分は盲点です。

　自動視野計検査は、もっとも重要な中心の視野をくわしく調べるのに適しています。これは早期緑内障の発見に役立ちます。緑内障の視野の異常は最初、中心部に近いところに現れやすいからです。この段階ではほとんどの人が自分の視野の異常に気づいていませんが、自動視野計で検査すると、指標の明るさに対する反応の異常をとらえることができます。

視野計の検査結果と視野狭窄

　ここで、ゴールドマン視野計の検査結果を参考に、視野狭窄がどのように進んでいくのかを見ておきましょう。
　図16、17は、いずれも右目の視野を調べたものです。
　図16上段は正常な視野です。外側の等感度線は明るい光に対する反応で、光が暗く小さくなるほど、等感度線は小さくなってい

—79—

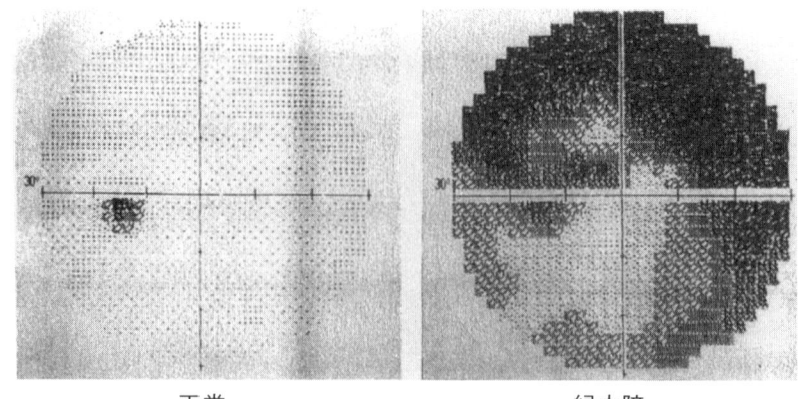

正常　　　　　　　　　　　緑内障

図15　ハンフリー視野計による検査結果

きます。正常でも、暗い場所では周辺部は見えにくいのです。ただし、視野が正常であれば、明るくても暗くても等感度線にひずみは生じません。

　それぞれの等感度線は、内側が狭く、外側が広くなっています。人間の目は中心から少し外側を向いているので、外側のほうが視野が広く、90度あるいはそれ以上の範囲が見えます。つまり、横から人が飛び出してきても、視野が正常であれば気づいてよけることができます。

　中心付近にある黒い点は、盲点を示しています。盲点は視神経乳頭のある場所です。ここには網膜がないため、片目で見たとき、小さな光が盲点に入ると見えなくなります。ふつうの状態では両目で物を見ているので、盲点の存在には気づきません。

　図16下段と図17は、緑内障の視野を示しています。

　図16下段は、緑内障の初期です。マリオット盲点の上部に暗点が出ています。ブェルム暗点といいます。

第4章　緑内障

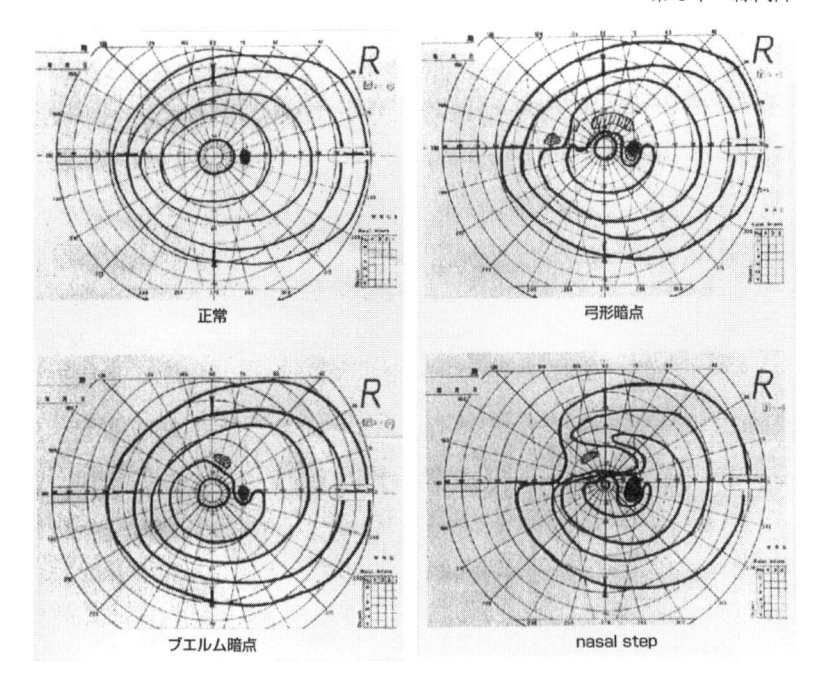

図16　ゴールドマン
視野検査の結果(1)

図17　ゴールドマン
視野検査の結果(2)

　図17上段は、もう少し進行した緑内障です。明るい光での視野（外側の等感度線）に大きな変化はありませんが、暗く小さな光での視野は、初期よりもさらに悪化しています。内側の上が狭くなっています。
　緑内障がさらに進行すると、視野は図17下段のようになります。外側の視野はあまり影響を受けませんが、緑内障の特徴である内側上方の視野狭窄が強く現れています。もともと内側の視野は狭く、60度程度の広がりしかありません。ここに視野狭窄が生じると、たとえばテニスのプレイ中に、相手の打ち込んだボールが急に見えなくなったりします。また、外側の視野が狭くなってくると、横から来た人にぶつかったりもします。

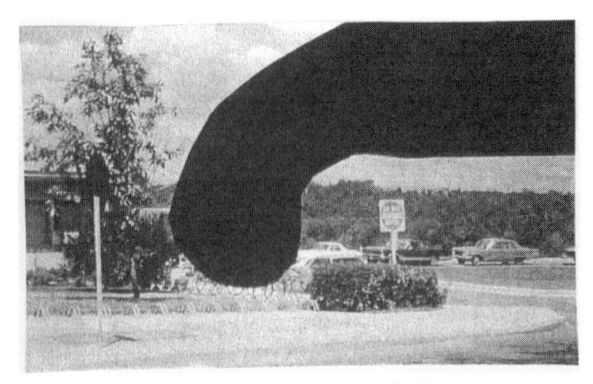

図18　視野狭窄の実際

　図18は、緑内障の視野をわかりやすく示したものです。黒い部分は、そこが非常に見えにくいことを意味しており、実際に黒い物体が見えるわけではありません。前出のテニスボールの例でいえば、ここにボールが入ったときに急に見えなくなるという現象が起こります。

## 9　緑内障の治療

　緑内障の治療には、薬物療法、レーザー治療、手術の３つがあります。緑内障の種類、視野障害の程度によって治療方法は異なります。

### (1) 原発開放隅角緑内障の治療
　眼圧がやや高くなっている原発開放隅角緑内障では、目標眼圧を設定し、まず薬物療法によって眼圧を下げます。薬物療法の主体は房水の産生を抑えたり、その排出を促す作用をもっている点眼薬です。治療によって、眼圧をよりよくコントロールできれば、症状の進行はおさえられます。
　点眼薬であまり効果がない場合、内服薬を用いることがありま

す。ただし、内服薬には副作用があるので、長期間の使用はできません。

　薬物療法を行っても眼圧が下がらないときは、レーザー治療（レーザー線維柱帯形成術）で、線維柱帯の目詰まりを解消したり、手術をして強膜に孔を開け、ここから房水を排出したりします。

　手術を行ったあとも、しばしば点眼薬による眼圧のコントロールが必要で、眼圧が再び高くならないように、経過を観察しなければなりません。

### (2) 正常眼圧緑内障の治療

　正常眼圧緑内障の眼圧は、正常の範囲内（10～21mmHg）ですが、それでも患者さんにとっては高すぎると考えられるので、原発開放隅角緑内障と同じように、点眼薬を使って眼圧を下げます。また、正常眼圧緑内障の発症には、眼底の血液循環障害が関係するとの考え方があり、眼圧を下げるとともに、血液循環を改善する点眼薬も使用しています。

　患者さんの中には、眼圧が正常の範囲内でも低めの人がいます。このような方の場合、以前は薬によって、さらに眼圧を下げるのは、かなり難しいことでした。しかし現在では、新たに開発された点眼薬の組み合わせによって、このような緑内障にも対応できるようになってきました。

　もちろん、複数の点眼薬を使っても、なお眼圧をコントロールできない場合があります。そのようなときは、しばらく様子を見て、視神経萎縮や視野狭窄が進行するようであれば、手術などを考慮することもあります。ただ、正常眼圧緑内障の進行は非常にゆっくりしているので、患者さんの年齢と視神経障害の程度などを考え合わせて治療方針を決めることが大切です。

### (3) 原発閉塞隅角緑内障の治療

　原発閉塞隅角緑内障は、急性緑内障発作を起こす危険性があるので、早い機会に予防的な治療が必要です。

　まず、隅角がまだ完全に閉塞していない時は、薬物療法によって眼圧をある程度下げたうえで、レーザーによって虹彩に孔をあけ、房水流出用のバイパスをつくります（レーザー虹彩切開術）。点眼麻酔で実施できるので、通院治療が可能です。

　なお、レーザー虹彩切開術は、急性緑内障発作の治療でも行います。この場合、高浸透圧薬の点滴で眼圧を下げ、ピロカルピン点眼薬で縮瞳したうえで、レーザー治療を行います。

　一方、隅角が完全に閉塞しているときは、手術で癒着した部分をはがさなくてはなりません。

　レーザー治療や手術のあとでも、点眼薬による眼圧のコントロールを続けなくてはならない場合もあります。

### (4) 緑内障の薬物療法

　緑内障の治療薬には、点眼薬、内服薬、点滴薬の3つがあります。わが国に多い開放隅角緑内障（原発開放隅角緑内障と正常眼圧緑内障）の治療は、点眼薬が主体です。

### (5) 点眼薬（図19）

　点眼薬1種類から治療をはじめ、効果が十分でなければ、作用の違う薬を2～3種類組み合わせます。作用の仕組みによって点眼薬を分類すると、次のようになります。

〔ベータ遮断薬〕商品名：チモプトール、ミケラン、ベトプティック、ハイパジール、リズモン、ミロル

　房水の産生を抑制する作用をもっており、眼圧を下げる優れた

第4章　緑内障

●ベータ遮断薬

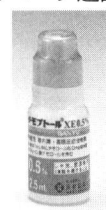

チモプトール 0.5％
（1 or 2回／日）

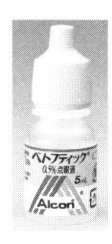

ベトプティック
（2回／日）

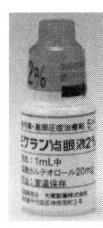

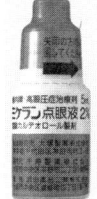

ミケラン 1％, 2％
（2回／日）

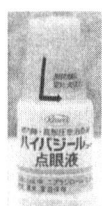

ミケラン 1％, 2％
（2回／日）

ハイパジール
（2回／日）

●副交感神経作動薬

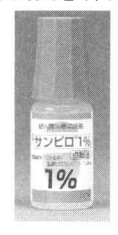

サンピロ 1, 2, 3, 4％
（3〜5回／日）

●炭酸脱水酵素阻害薬

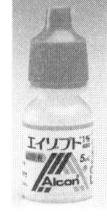

エイゾプト 1％
（2回／日）

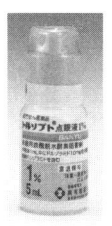

トルソプト 0.5, 1％
（3回／日）

●プロスタグランジン関連薬

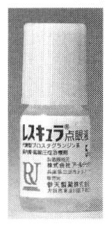

レスキュラ
（2回／日）

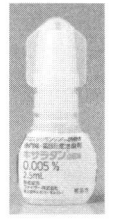

キサラタン
（1回／日）

図19　緑内障の点眼薬

—85—

効果があります。現在もっとも多く使用されている点眼薬です。
　副作用として、徐脈、うっ血性心不全、呼吸困難、気管支けいれんなどがあるので、心臓の病気や喘息のある人は使用しないのが原則です。

〔炭酸脱水酵素阻害薬〕商品名：トルソプト、エイゾプト
　毛様体で房水ができる際に、必要な炭酸脱水酵素の働きを直接阻害し、房水の産生を減らします。少しドロリとしているので、最初は点眼しにくいかもしれません。
　同種の内服薬にみられるような全身の副作用はありません。

〔副交感神経作動薬〕商品名：サンピロ
　以前は最も使用されていたポピュラーな点眼薬で、成分名「ピロカルピン」でよく知られています。毛様体筋を収縮させて、線維柱帯のフィルター部を広げる作用をもっており、これによって房水流出をスムーズにし、眼圧を下げます。
　全身の副作用は重大なものではありませんが、瞳孔が小さくなり、暗くなるのが欠点です。効果の優れた新しい薬が開発したことから、ピロカルピンは現在ではあまり使われていません。

〔プロスタグランジン関連薬〕商品名：レスキュラ、キサラタン
　プロスタグランジンは、ヒトや動物の組織や臓器に含まれる、脂肪酸の仲間で、4つのグループがあり、それぞれのグループごとに異なる作用をもっています。点眼薬に用いるプロスタグランジンは、眼球を包む膜（強膜・ぶどう膜）からの房水流出をよくする作用をもっており、これによって眼圧を下げます。
　副作用として、レスキュラで角膜障害が、キサラタンで結膜の充血や虹彩や皮膚の色素沈着と、睫毛多毛症が起こることがあります。睫毛多毛症とは、まつげが増える状態です。眼圧下降作用

はキサラタンが優れていて、また1日1回の点眼で良いので、次第に最も多く使用される薬となってきています。

### (6) 内服薬
〔炭酸脱水酵素阻害薬〕商品名：ダイアモックス

　炭酸脱水酵素阻害薬の主な作用は点眼薬の項で紹介しました。

　点眼薬で十分な眼圧低下が得られない場合、ダイアモックス内服を1日2～3錠用いることがあります。しかし、この薬には、手指先や口唇周囲のしびれ、胃腸障害、尿管結石、血清電解質異常、再生不良性貧血などの副作用があるので、使用は慎重でなければなりません。このため、長期間服用する薬ではありません。

### (7) 点滴薬
〔高浸透圧薬〕商品名：マンニトール、グリセオール

　急性緑内障発作の際など、眼圧が極めて高くなっている時に、点滴で使います。

　高浸透圧薬を用いると血液の浸透圧が急激に高まるため、周囲の組織の水分が血液中に移動し、最終的には尿となって腎臓から排出されます。眼球内では血管を通じて硝子体の水分が吸収され、硝子体の体積が減少します。これによって、眼球全体の眼圧も下がるのです。

　高浸透圧薬の眼圧下降効果は強力で、この点滴で、眼圧は確実に下がります。しかし作用は一時的で、点滴で眼圧を下げても、その日の夜、あるいは翌日には、もとに戻ってしまいます。したがって、あくまでその場しのぎの治療であり、レーザー治療などを行うまでのつなぎの治療ということになります。

　なお、副作用としては、当然のことながら利尿作用があり、また血液浸透圧の上昇によって脳圧が下がるため、頭痛、吐き気、嘔吐などが見られ、全身倦怠感が現れることもあります。

### (8) レーザー治療

　緑内障のレーザー治療は、主に緑内障の急性発作の予防と治療、および開放隅角緑内障で薬物療法の効果に限界があるときに実施します。

#### レーザー虹彩切開術

　原発閉塞隅角緑内障で、隅角が完全にふさがっていない場合、レーザー光を虹彩に照射して、小さな孔（１mmくらい）をあけ、バイパスを作り房水が後房から隅角にスムーズに流れるようにします（図20）。こうすると虹彩の前後の圧が等しくなるので、隅角をふさぎかけていた虹彩がもとの位置にもどり、隅角が広くなるのです。

　急性緑内障発作のときに実施するほか、閉塞隅角がみつかって、発作の危険性があると判断される場合にも、予防的に虹彩切開を行います。医師からこの治療をすすめられたら、発作の不安が解消されるのですから、思いきって受けるべきです。なお、緑内障発作で虹彩切開を受けた場合、一般に、もう片方の眼にも発作予防のために同じ治療を行います。

　この治療は効果がかなり高く、痛みがないうえに、通院で受けることができるという利点があります。

　レーザー虹彩切開術で不可能な場合は、周辺虹彩切開術という手術をして、虹彩根部に孔をあけることがあります。

　ただ、近年このレーザー虹彩切開術後に角膜内皮に障害がおきるという報告もあり、慎重にすべきともいえます。

#### レーザー線維柱帯形成術（レーザートラベクロプラスティー）

　原発開放隅角緑内障の治療は薬物療法が主体ですが、薬だけで十分に眼圧がコントロールできない時は、隅角からの房水排出口である線維柱帯にレーザー光を照射し、フィルター部の目詰まり

第4章　緑内障

[手術前]　　　　　　　　　[手術後]

レーザー光

虹彩

水晶体　　　　　　　　　　水晶体

図20　レーザー虹彩切開術

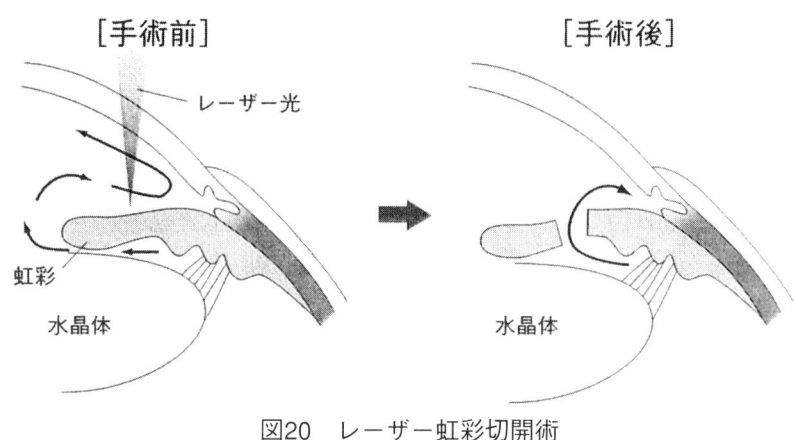

を解消します。弱いレーザー光を線維柱帯に当てると、線維柱帯本体が縮むので、結果的にフィルターの網目が広がるのです。
　この治療も外来でできますが、効果は虹彩切開術ほど確実ではなく、治療結果の予測もつきません。また、治療後に眼圧が下がっても、次第にその効果が薄れてくることがあります。ですから、線維柱帯形成術で眼圧が下がっても薬物療法を続けなければなりません。

(9) 外科的手術
　原発開放隅角緑内障で、薬物療法やレーザー治療によって眼圧が十分にコントロールできない場合、および原発閉塞隅角緑内障で隅角が完全にふさがっている場合には、外科的手術を行うことがあります。手術を受けるときは、1～2週間の入院が必要です。

濾過手術
　原発開放隅角緑内障で、強膜に小さな孔をあけ、房水の出口をつくって眼圧を下げる手術です。房水のもともとの流出口である線維柱帯～シュレム管の部分に孔をあける手術（線維柱帯切除術）

―89―

（図21）と、線維柱帯の網目の部分を開放する手術（線維柱帯切開術）とがあります。いずれにしても、新しい孔から流れ出した房水は、結膜の下で周囲のリンパ組織などに吸収されます。強膜に孔をあけるとき、同時に虹彩にも孔をあけて、房水の流れをよくします。

　この手術を受けたあとは、なるべく目に刺激をあたえないようにすることが大切です。水泳や激しいスポーツは控える、コンタクトレンズはやめるなどの注意を守ってください。

**隅角癒着剥離術**
　原発閉塞隅角緑内障で、隅角が完全に閉じている場合には、手術によって隅角の癒着をはがし、同時に虹彩に孔をあけて房水の流れをよくします（図22）。なお、水晶体が前方に移動して隅角をふせいでいるときは、水晶体を摘出して、眼内レンズを入れる必要が生じることもあります。

　原発閉塞隅角緑内障の場合、隅角は加齢によって徐々に狭くなっていきます。いきなり閉塞するようなことはありません。したがって、定期的に眼科を受診していれば、隅角が狭くなっているかがわかるので、医師は時期を見てレーザー虹彩切開術をすすめるはずです。

　この段階なら、すでに述べたように、通院で簡単に治療できます。しかし、早期のレーザー治療を決心できなかったり、症状がないからと経過観察を怠っていたりすると、隅角が完全に閉塞してしまい、もはやレーザー治療の効果が上がらなくなる場合があります。そうなると手術が必要になり、入院しなくてはなりません。できればレーザー虹彩切開術が有効な間に、その治療を受けるようにしてください。

[手術前]　　　　　　　　[手術後]

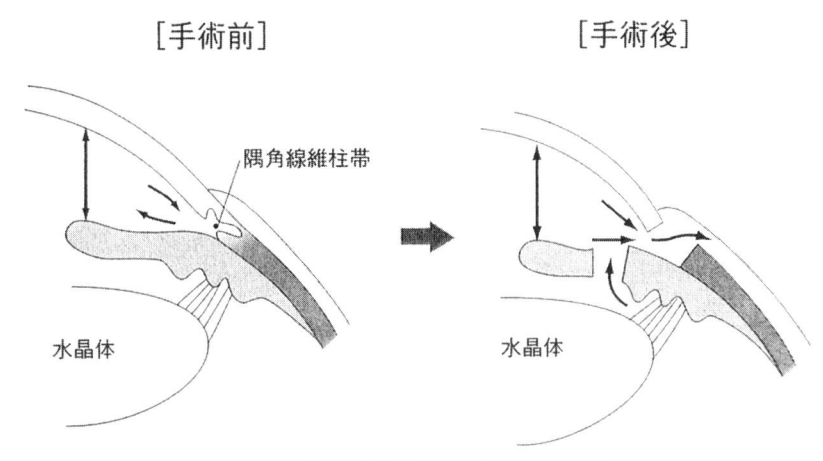

図21　濾過手術（線維柱帯切除術）

### (10) 治療の心構え

はじめに強調しておきたいことは、緑内障の予後は患者さん本人の治療への取り組みによって決まるということです。とくに原発開放隅角緑内障や正常眼圧緑内障では薬物療法が中心で、それも一生続きます。眼科医は治療方針を決めて、そのお手伝いをするだけであり、症状が進むか進まないかは、すべて患者さんの心

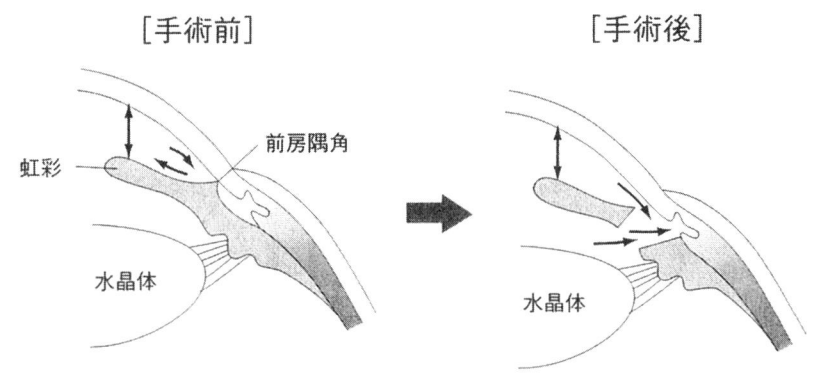

[手術前]　　　　　　　　[手術後]

図22　隅角癒着剥離術

構えにかかっていると言えるでしょう。

　緑内障の薬物療法の目的は、視神経の萎縮による視野や視力の障害をくい止めることにあり、薬物療法によって病気が完治するわけではありません。このような治療は、糖尿病や高血圧などの生活習慣病も同じで、病気との付き合いが生涯続くことになります。

　大切なことは、自分で治療するという決心を持ち続けることです。しかし、これは容易なことではありません。生活習慣病もそうですが、初期の段階で病気が見つかった場合には何も自覚症状がないので、つい油断しがちなのです。

　患者さん本人の治療態度を表現するとき、医師はしばしば「コンプライアンス」という言葉を使います。「忍容性」と訳されることもありますが、まだ十分通用する日本語にはなっていません。

　簡単に言えば、「コンプライアンス」とは自分の病気をきちんと理解し、医師の指示に従って積極的に治療に取り組んでいるかどうかを意味します。緑内障の薬物療法では、この「コンプライアンス」を常に高く保つことが重要です。病気の進行をくい止め、よい状態を少しでも長く維持するには、自分で病気と闘うという態度が、極めて大切なのです。

　幸い緑内障の点眼薬は非常に進歩しており、現在では患者さんの状態に合わせて眼圧をコントロールできるようになりました。また、使用回数も1日2回のものがほとんどで、以前ほど点眼は面倒ではありません。あとは、患者さんが実際に点眼を続けるかどうかです。治療を怠った場合に失明の危険があることを忘れず、医師の指示を守って、治療を続けてください。

　「コンプライアンス」には、定期的な受診も含まれます。きちんと点眼薬を使い続けているとしても、一定期間ごとに眼科を訪ね、眼圧がコントロールされているか、眼底や視野に変化はないかを調べなければなりません。こうした検査では、一般に、視力

測定、眼圧測定、眼底検査を1～2ヵ月に1回、視野検査を3～6ヵ月に1回行います。

　眼圧が高くなる緑内障、とくに原発閉塞隅角緑内障では、まず緑内障以外の治療薬への注意が必要です。この病気の場合、何らかのきっかけで急激に眼圧が上がるので、眼圧に影響する成分を含む薬は大変危険です。

　市販の風邪薬や睡眠薬には、眼圧を上げる作用をもつものがあります。市販薬の場合、緑内障に使ってはいけない薬は、説明書にそのことが記載されています。ですから、必ず説明書を読んでください。

　また、他の病気で薬をもらうときや検査を受けるときは、閉塞隅角緑内障であることを申し出てください。病院からの薬にも、当然眼圧を上げるものがありますし（ある種の精神安定剤、睡眠薬、抗うつ薬や胃腸薬、風邪薬など）、検査のときに使う薬物にも眼圧を上げるものがあります（胃のバリウム検査時に使う薬、眼底検査時の散瞳薬など）。

　一方、原発開放隅角緑内障や正常眼圧緑内障の患者さんは、他の薬の影響をあまり心配する必要はありません。また原発閉塞隅角緑内障の患者さんでも、すでにレーザー治療や手術を受けて、眼圧をコントロールできていれば、それほど気にすることはありません。

　原発閉塞隅角緑内障の患者さんは、暗い場所に長くいるとよくないと言われています。暗い場所にいると、虹彩が動いて瞳孔が開くので、結果的に隅角が圧迫されて狭くなってしまうのです。

　食生活では、食べ物や飲み物を普通にとっている限り、とくに問題はありません。一般に緑内障は水分摂取を控えたほうがよいと言われていますが、眼圧のコントロールができていれば、あまり神経質になる必要はなく、適度の範囲で水分をとっていればよいと思います。またコーヒーや紅茶、濃い緑茶はよくないという

説がありますが、これも適度であれば心配はありません。なお、お酒も適量なら問題ありません。

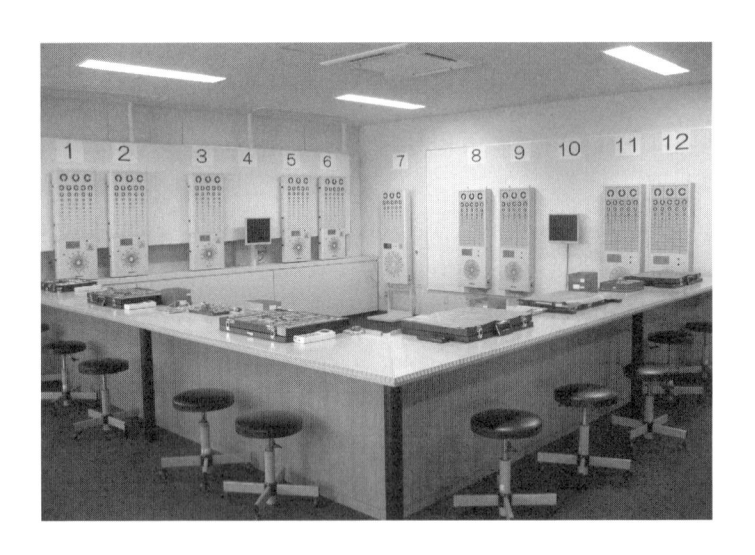

# 第5章　飛蚊症

## 1　飛蚊症とは

　眼の前に小さな黒い物が現われ、眼の動きと共にすうっと移動し、眼の動きを止めても、なおあちこち動きまわり、しばらくするとまた元の方へ戻ります。
　それが、ふだんは気がつかないこともあり、また暗い場所では意識しにくいのです。
　さらに、白い壁や青空などに向かうと、光線が眼に十分に入るため、蚊のようなもの、ごみや糸くずのようなもの、おたまじゃくしのようなものなど、いろいろな形のものが、1個または数個飛ぶのをはっきり認めます（図1）。
　まばたきしてみても、手ではらいのけてもとれません。濁りの数が多い場合や、視線の方向に生じた場合は、見え方の邪魔をするので、とてもうっとうしくて気になり、時にはひどく神経質になってしまいます。
　このような訴えで、来院される患者さんが日常多く見られます。
　このような症状を飛蚊症と呼び、本来透明であるべき硝子体の中に混濁が生じ、外から入る光が混濁に当たって網膜にその影が写り、これを眼の前にあるように感じるための現象で、内視現象ともいいます（図2）。
　眼を動かすと同時に、ゼラチン様半流動体の硝子体自身もゆれ動くため、混濁もゆれ動くのです。
　ここでまず、硝子体について説明します。
　眼球は、ちょうどゴムボールのように、外壁にあたる部分と内

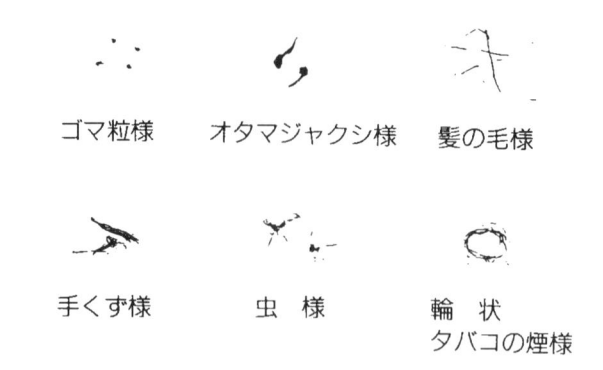

ゴマ粒様　　オタマジャクシ様　髪の毛様

手くず様　　　虫　様　　　輪　状
　　　　　　　　　　　　タバコの煙様

図1　飛蚊症のいろいろ

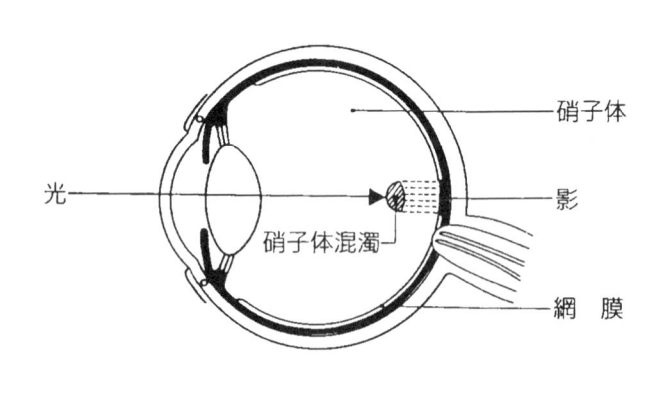

図2　飛蚊症の出現理由

容からできていますが、その内容のうちで、硝子体は図3のように、前は水晶体に接し、その他の部分は網膜に接して、どろどろした無色透明のゲル状物質（ゼリー状、くず湯状、または卵の白

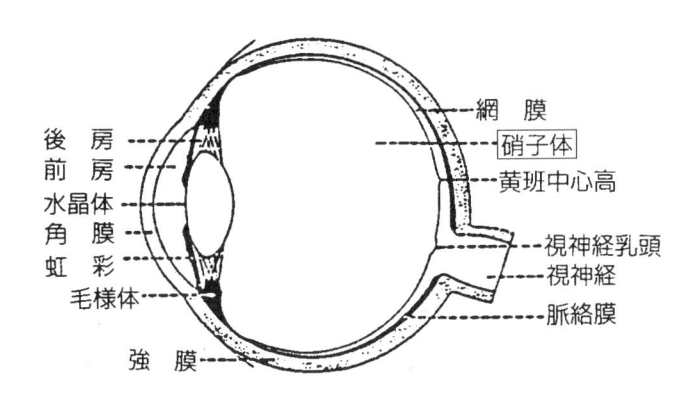

図3　眼球の水平断面図

身様ともいえます）で、網目状構造になっています。

　硝子体は、眼球内容の約75％を占め、一定の圧力（眼圧）で、網膜と眼球壁を内側から支えることにより、眼球を丸く保っており、また外部からの衝撃を和らげ、大切な網膜が傷つかないように保護する緩衝作用を持っています。つまり、クッションの役目をしているわけです。

　外部から入る光線は、角膜→前房→水晶体を通過し、さらに硝子体を通り、網膜に達して像を結びます。すなわち、硝子体は光線を透過させる働きを持っているのです。

## 2　原因と治療

　硝子体の中に混濁が生じる主な原因は、大別して次の三つに分けられます。

### (1) 生まれつきの濁り

　母体内にあって、発育の途中にある胎児の眼球は、虹彩や水晶体などの発達にとって重要な栄養物を送り込むための血管と、これに伴う組織が、硝子体の中を通っています。
　この血管は、胎児が母体から生まれ出るころには眼球も完成するので、ふつう退化し、消えているものです。
　ところが、何かの原因で、生まれたあとも、血管の一部や組織が硝子体の中に僅かに残っていることがあります。これが、混濁物として、一般に糸くず状などの飛蚊症を訴える原因となるのです。
　このように、硝子体にはもともと、ある程度の細胞や繊維などの構造物が浮遊していることが多いので、網膜面に近いところにある混濁は、そこに影を落とし、飛蚊症としての訴えが生じることになるのです。
　このような場合は、眼科で検査をしても、硝子体中や眼底などに異常が発見されないこともあります。
　こうした生まれつきの濁りは、健康な目でも生じるもので、生理的飛蚊症と呼び、混濁物の形や数が、ほぼ一定していて、変わりがないのが特色です。後で述べる病的な飛蚊症とは違って、この場合は全く心配ありません。
　しかし、これはなかなか消えにくいものなので、うっとうしいとは思われるでしょうが、急に増加したりしない限りは心配のないものだということを知り、濁りを気にしないで、探しださないように努めるよりないと思います。

### (2) 硝子体の変化による飛蚊症

　加齢による硝子体の構造の変化、つまり硝子体の老化現象が原因の大部分ですが、強度近視による硝子体の変化も原因となります。

先にも述べましたとおり、若い人では硝子体は、ドロドロした透明なゼリー様液体です。そして、その95％は水分で、残りはコラーゲンという、繊維状のたんぱく質が網目状の支えとなっており、その間にヒアルロン酸などが詰まっています。
　このヒアルロン酸は粘性があり、たえず膨張しようとする性質があるので、コラーゲン繊維を外方へ向かって押しつけるように働いています。
　そのために、眼球は丸く一定の形を保つことができ、かつ外力に対して、ショックを和らげ、網膜など、大切な組織を保護するように働いているのです。
　さて、40歳、50歳と年をとるにつれて、これら物質の代謝作用が弱まって、ヒアルロン酸は減少し、硝子体の構造が変化してきます。すなわち、加齢による硝子体の液化という現象が起きてくるのです。
　年齢と共に、若い頃のドロドロした硝子体から水が離れ、コラーゲン繊維の網目構造が縮んで、繊維が束状になってきます。本来の均一なゼリー状態が失われ、これまでの硝子体の間に、液化による水たまりがあちこちに生じるようになり、年をとるにつれて、水たまりも大きくなってきます（図4）。
　このように、加齢によるヒアルロン酸の働きの低下と、それに伴うコラーゲン繊維の網目の縮みなどにより、硝子体は収縮してきます。
　その結果、これまでぴったり網膜に接していた硝子体の一部が、網膜から離れて前方へ移動し、網膜との間が水たまりのようになります。
　ことに、眼球の後壁（後極部と呼びます）には、視神経の出口や、網膜黄斑部とよばれる外界の像が結ぶ、視力にとって最も大切な部分がありますが、その部位のすぐ前に水たまり状態が起きて、硝子体が網膜からはがれてきます。

❶：硝子体中に隙間が生ずる。

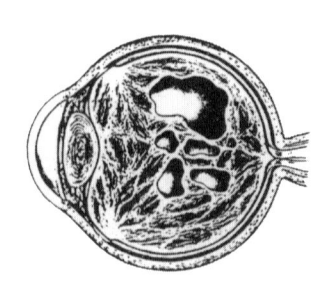

❷：隙間は互いに融合して大きくなる。

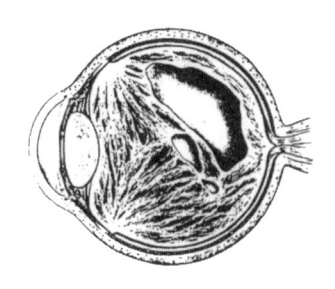

❸：隙間は後部硝子体皮質を穿通して後方に脱出し、後部硝子体剥離を形成。

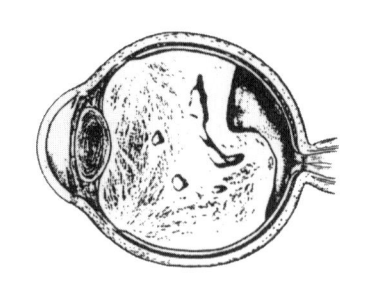

図4　後部硝子体剥離の発生の仕組み

　以上のとおり、老化や強度近視などのために、硝子体の構造が変化し、眼球後極部で、視神経乳頭縁（眼球後壁の視神経の出口）の硝子体付着部が、前方に引っ張られて、網膜面からはがれる現象を、後部硝子体剥離とよびます。
　この状態が起きると、急にごみくず状、塊状などの飛蚊症を訴

えるようになります。

　この濁りは、眼球運動とともに移動しますが、またもとの位置に戻ってくるのが特色です。

　後部硝子体剥離は、眼底検査でも、視神経乳頭付近に、白色のタバコの煙の輪のような混濁として認められます。同時に、付近の網膜の変性を伴う場合も、かなりあります。

　以上に述べましたとおり、後部硝子体剥離そのものは、60歳代の人のほぼ半数、70歳以上ともなれば大半の人に生じる硝子体の加齢による変化ですから、病気とはいえません。

　近視の度が強いほど発症は早く、強度近視の人では、普通の人より10歳も若く後部硝子体剥離が認められる例もありあります。また、白内障手術を受けた人では、一年以内に出現することもあります。

　また、後部硝子体剥離が起きる時や、網膜剥離の初期に、網膜視細胞が刺激を受けて、眼前にピカピカした、光るものや稲妻のような閃光を感じることがあり、これを光視症とよびます。これも心配ありません。

　さて、飛蚊症の原因では、この後部硝子体剥離による場合が最も多いのですが、硝子体剥離だけならば、一般に視力への影響もなく、濁りも少なく、その形や数の変化もあまり生じません。

　このような混濁は、数が増えたりしない限りは心配のないものですから、前に述べた、生まれつきの濁りの場合と同様、できるだけ気にしないで、そのまま様子をみるよりありません。濁りそのものは、なかなか消えないものです。

　しかし、ここで気をつけねばならない点は、硝子体剥離そのものは病気ではないとしても、後部硝子体は剥離しても、まわりの硝子体と網膜には癒着が残っているので、この部分を引っ張ったり、揺り動かしたりして、破れ目（裂孔）や孔をあけることがあります。

そして、この孔から、網膜の裏側へ水が入り込むと、網膜剥離を引き起こしてしまうのです。網膜の薄い部分がとくに裂孔を生じやすく、ことに強度近視の人は、眼球が前後に引きのばされて薄くなっているため、裂孔が起きやすい条件下にあるので、外傷などに対しても注意を要します。

　裂孔が形成されるときには、硝子体出血を起こす危険もあり、この場合には、飛蚊症の訴えだけでなく、視力低下や視野の異常、ときには物体が赤く見える赤視症などを訴えるようになることもあります。

　従って、高齢者や、近視の強い人などで、急に飛蚊が現われ、とくにそれが増加してくるような場合や、眼を打ったあとに飛蚊が生じたときなどには、とにかく早期に眼科での精密な検査を受けるようにしてください。

　硝子体剥離が引き金となって、裂孔形成、さらに網膜剥離へとすすむ面倒なことになることがあります。統計によりますと、急に生じた後部硝子体剥離の6～9％に、合併症として網膜裂孔を認めています。

　たとえ、孔があいていても、網膜がはがれる前の段階で発見されれば、外来で、網膜光凝固法というレーザーによる治療で、裂孔の周囲を凝固し、網膜剥離を防げる場合が多いのです。

　いったん網膜剥離を生じてしまうと、高度の安静と、入院手術を必要とするようになり、患者さんの心身面での負担も大変なものとなります。

## (3) 周囲の組織の出血や炎症の波及による病的な飛蚊症

### 硝子体出血による飛蚊症

　網膜からの出血が硝子体に及んで飛蚊症となることがありますが、出血の原因としては、動脈硬化などによる網膜静脈閉塞症、糖尿病による糖尿病網膜症、加齢黄斑変性の3つが代表的なもの

です。

　これについては、別の章で詳しく述べてあります。また、前に述べた後部硝子体剥離の場合や、網膜剥離により孔のあいたときにも、出血することがあります。

　これらの出血は、眼底から硝子体内に流出して、急に飛蚊症としての訴えが生じるものですが、出血の程度によっては、すすのようなもの、くもの巣状のもののこともあります。

　大量の出血の場合や、視力にとって一番大切な網膜の中心部に出血が及んだ場合などは、飛蚊どころではなく、視力低下も著しく、ときには真っ暗になることさえあります。

　また、飛蚊の訴えだけでなく、眼の前に赤いものが見えるという訴えがでることもあります。さらに、出血が古くなると固まって、混濁物となる場合もあります。

　一般に出血を繰り返すと、網膜や硝子体の中に結合組織が生じ、増殖網膜症という状態となり、ついには網膜剥離を起こし、視力を失うこともあり、また緑内障を引き起こすこともあります。

　治療としては、もちろん原因となる病気の治療が第一です。たとえば、動脈硬化、高血圧があれば、その治療を行い、糖尿病があれば食事の制限、血糖値コントロールの治療が必要です。

　出血の病因に応じて、止血剤、血管強化剤、血栓溶解剤などを使用し、また、病状によっては安静を保つように気をつけます。出血の軽い場合は、薬で吸収することもあります。

　糖尿病網膜症、網膜静脈閉塞症などでは、病状により、出血部位にレーザーをあてる光凝固を行うこともあります。

　糖尿病、高血圧、外傷などによる硝子体出血の血液や、それが器質化した濁りが混じって光の通路が濁っている硝子体や、網膜剥離の原因となるような病的な状態の強い硝子体は、濁りを全部とった方がよい場合もありますので、硝子体を手術して取り除く硝子体切除術も行われます。

これは、強膜に小さな孔をあけ、細い管状の器械を入れて、水を注入しながら硝子体ををモーターで切断、吸収する方法で、管の中にはグラスファイバーの束を通して光線を送る装置が内蔵されています。
　硝子体の濁りがとり去られた眼では、網膜の働きが健常であれば、光がふたたび眼底へ通るようになって、視力が改善されます。

　ぶどう膜炎による飛蚊症
　図3（97頁参照）の虹彩、毛様体、脈絡膜はひとつにつながっており、この3つの組織をあわせてぶどう膜とよびます。カメラの暗箱に相当し、眼内に栄養を補給する膜でもあります。
　この膜は、多量の色素と血管に富むため、全身と関連して、血行を介し炎症を起こしやすい組織です。
　ぶどう膜の炎症には、外傷や手術などで、眼内に化膿菌が侵入して起こる外因性のものと、いろいろの菌やウイルスが血管から眼内へ侵入して炎症を起こす場合、あるいは眼内組織のアレルギー、または免疫反応によって炎症を起こす場合、つまり内因性のものとがあります。
　しかし、まだ原因のはっきりしないことが多いのが現状です。なお、眼内手術後、一時的に硝子体混濁が生じることがあります。
　ぶどう膜炎が起こると、白目の充血、眼痛、まぶしさなどと共に、病巣からの炎症細胞や滲出物、変化した組織の一部などが硝子体内へ浮動して、ごみ状その他いろいろの形の混濁を生じます。
　一般に、炎症の初めには小さなごみくず状飛蚊が主ですが、炎症が強くなると、大きな丸い濁りとなり、さらにそれが連って、数珠玉のようになります。従って、ぶどう膜炎の場合は、硝子体混濁の形や数などで、炎症の強さを、ある程度知ることが出来ます。
　炎症のひどい時は、網膜の浮腫や出血などを伴い、視力も低下

します。特に炎症が眼底の中心部に生じると、視力も著しく低下します。また、全身症状として、発熱、口内炎、発疹、関節炎などを伴う場合もあります。

治療としては、炎症が虹彩、毛様体などにある場合は、アトロピン（散瞳剤）点眼、ステロイド剤の点眼、結膜下注射などを行います。

炎症が、ぶどう膜の後方の脈絡膜に及んだ場合は、ステロイド剤内服を併用することもあります。

原因のはっきりしたものでは、原因に応じて抗生物質、化学療法剤、免疫抑制剤などを用いますが、前述のとおり、まだ原因のはっきりしない部分が多いのです。

炎症に対しては、強力な抗炎症作用を持つ、ステロイド剤を上手に使うことが治療の中心になりますが、連用により、いろいろの副作用が生じる場合もある薬ですので、自己流の判断で点眼の回数を減らしたり、中断したりするのは厳禁で、眼科医の指示に従うべきです。もちろん炎症が軽微なときは、できる限り副作用のない薬剤を用いるべきです。

以上のとおり、飛蚊症は、しばしば眼内の炎症や出血の場合の信号としても重要な訴えです。

## 3　患者さんへの注意事項

飛蚊症は、病気の前兆を知らせる信号として、その影に潜む思わぬ病気を発見できることもあります。飛蚊症を自覚したら眼科医を受診し、精密検査を受けてください。とくに60歳前後の方で突然飛蚊症を自覚した場合は、なるべく早く診てもらってください。早期発見、早期治療で重症にいたる疾患を未然に防ぐことができます。

事実、多くの方が飛蚊症の訴えで病院を訪れます。そしてその

大部分は病的でないものです。特に加齢による硝子体構造の変化による後部硝子体剥離のための飛蚊症を訴える方が増加しています。

　しかしこれは病気とはいえず、特に心配ありませんので、始終見えて、邪魔でうっとうしくても、神経質にならずに、気にせず様子をみることです。

　このような飛蚊症は、変化がなければよいのですが、見えるものが増えたり、形が変わったり、視力が落ちたりしたら、何か別の病気を併発しているのかもしれませんので、直ちに眼科医を受診してください。

　また、定期的に、たとえば数ヶ月に一度は眼科医で精密検査をしてもらってください。

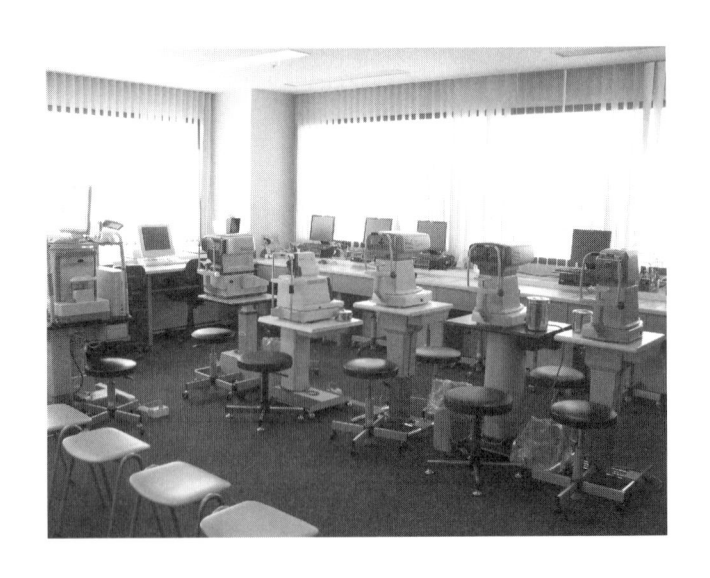

# 第6章　網膜剥離

## 1　網膜剥離とは

　網膜は、カメラにたとえるとフィルムに相当するもので、光や色を感じる膜です。

　水晶体と網膜との間には、硝子体といって、ゼリーのようにドロドロした透明のものが充満しています。網膜の外側は、脈絡膜という血管の豊富な組織に密着しており、そこから栄養を受けています。

　硝子体は、網膜に直接外力がかからないように、ショックを和らげる役目をしています。この硝子体は、飛蚊症の項で述べたように、年齢とともに変化をきたし、若い頃はドロドロしていますが、次第に液体状にサラサラとなるとともに、濃縮、収縮という変化も起きてきます。

　網膜剥離は、網膜が下の組織からはがれて硝子体のほうへ浮き上がった状態になる病気です。図1に正常者、図2に網膜剥離になった眼の眼球断面図を掲げます。

　さらに細かく言いますと、網膜剥離は、網膜の中の神経上皮という部分が、網膜色素上皮から剥がれる病気です。

　網膜剥離は、大きく二つに分類できます。ひとつは、網膜に穴のあく裂孔原性網膜剥離で、もうひとつは、ぶどう膜炎や糖尿病網膜症に続いて起きる続発性網膜剥離です。ここでは、網膜に穴があいて起こる網膜剥離について述べます。

　硝子体が、何かのはずみで網膜を引っ張ると網膜がやぶれて孔ができます。この孔を網膜裂孔（図3）と言いますが、これは40

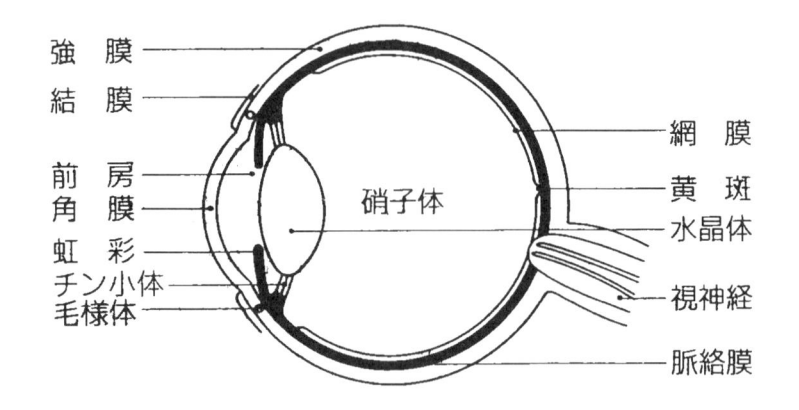

図1　正常者の眼球断面

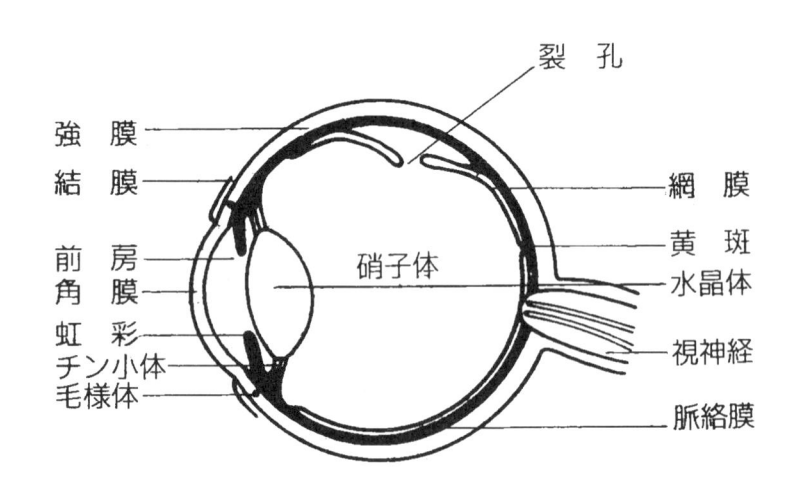

図2　網膜剥離の眼球断面図

～50歳以降の人に起こる後部硝子体剥離という硝子体の加齢による変化と、関係があります。また、もともと網膜に弱いところがあり、硝子体が引っ張らなくても自然に孔のあくこともあります。

⌣　　裂　孔　　　　○　円　孔

図3　網膜の孔の形

　この場合、小さな丸い孔があき、円孔とよびます（図3）。目をぶつけることで(例えばケンカで殴られたり、野球やサッカーのボールがぶつかる)、剥離になることもあります。
　この円孔は、若い人に多く見られ、とくに近視の強い人は、網膜の薄いところがあり、網膜に円孔ができやすく、網膜剥離が発生しやすいようです。
　人間の死後に眼球をとって調べると、約5％くらいに網膜の円孔が見つけられるそうです。従って、網膜剥離になる人の数は、年間1万人に1人とされているので、まれな疾患ではありませんが、実際に網膜に孔が開いても、網膜剥離になる人は少ないと言えます。

## 2　症　状

　網膜剥離の初期症状としては、前章に述べた飛蚊症があります。これは、眼前に黒いゴマか、蚊が飛ぶように見えたり、髪の毛がぶらさがったように見えたりすることです。
　この飛蚊症は、近視の強い人や高齢者などの硝子体の変化としても出現し、網膜剥離特有の症状ではありません。
　しかし、このような症状があらわれたら、なるべく早く精密検査を受けられることをおすすめします。

網膜剥離は、からだの動きとともに、次第に進行します。つまり網膜にあいた孔の周囲が次第にはがれてきます。そして、患者さん自身が視野の欠損を自覚します。
　目をこすっても膜がかかって取れない、雲が出てきたようだ、暗幕が下がってきたようだ、と訴えます。
　網膜剥離は両眼同時に起きることもありますが、滅多にはありません。飛蚊症が出現したり、視力が低下したり、見える範囲に異常を感じたら、まず片眼を隠して見てください。
　両眼で見ていると、どちらの眼が悪いのかわかりにくいことがあります。そうして見にくい範囲があったら、すぐ眼科医を受診してください。網膜にあいた孔の位置や大きさによって剥離の進行の程度は異なり、進行して中心部も剥離してくると視力も悪くなります。
　眼底を検査しますと、剥離した網膜は灰白色に浮いて波をうっています。そして裂孔は赤く見えます。

## 3　治　療

　網膜剥離の治療は、手術以外にありません。剥離を発見したら、なるべく早く入院して手術を受けなければなりません。
　一般的に、かなり早く進行する病気なので、仕事が忙しい、あるいは手術を受けたくないと言っている間に進行してしまうことが、よくあります。
　剥離した網膜は、手術により正常に戻っても、すべて働きは正常にはなりません。中心部にまで剥離が進み、視力が悪くなると、手術しても視力がもと通りには回復しません。早期発見、早期治療が必要です。
　網膜に孔があいただけでは剥離が起こらないこともあります。こういう場合は、光凝固といって、レーザー光線で網膜の孔の周

囲を焼いて治療をすることができ、網膜剥離を予防することができます。

しかし、硝子体が網膜を引っ張って、網膜にあいた孔から液化した硝子体が網膜の下へ入り込んで網膜がはがれると、光凝固では治療することができません。入院して、手術による治療をする必要があります。

手術方法は、網膜にあいている孔をふさぎ、はがれた網膜の下にたまっている液体を排出して、網膜を接着させます。

入院まで大切なことは、剥離がさらに広がらないように、安静にして静かに寝ていることです。

軽度の剥離の場合、安静にしているだけではがれた網膜が接着して、光凝固で治療できることがあります。

また、網膜の下にたまる液体の量でも、手術のむずかしさが違ってきますので、安静によりたまった水を少なくさせるほうが良いのです。

網膜の孔をふさぐ方法は、糸で縫いつけるのではなく、冷凍凝固といって、超低温にした鉛筆の先のような棒を、強膜の外側から当てて凍らせて、網膜に凍傷を起こさせ、瘢痕を作って固めるのです。

網膜の下にたまっている液の排出は、強膜を高周波電流（ジアテルミー）の針で穿刺して、小さな孔をあけて行います。次に、眼球の外側からあて物（スポンジ状のシリコンの棒）を逢着して、眼球をわざとへこませて、孔の部分の剥離したところを接着させます（図4）。

術後は、術前に安静にすることが大切であると書きましたが、やはり安静に寝ている必要があります。

網膜はやわらかく、薄いので、縫うことができません。このため超低温で凍傷をつくるわけですが、この傷が接着するまで、安静を必要とします。

①冷凍凝固　　　②下液の排出

ジアテルミー
下液

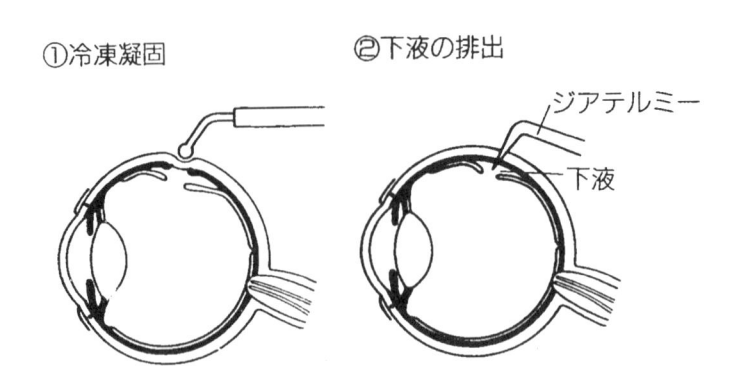

③シリコンスポンジの縫着　④シリコンスポンジの縫着

シリコンスポンジ

シリコンスポンジ

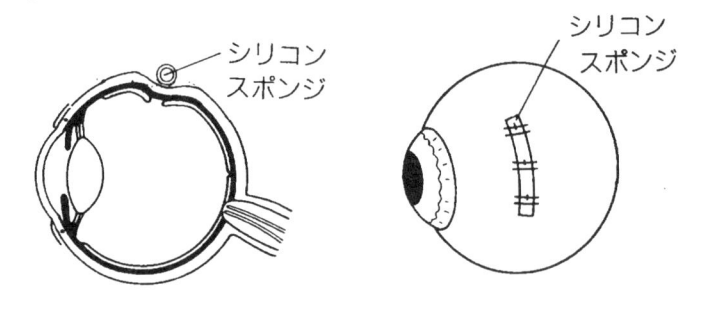

図4　網膜剥離の手術

　以前は2～3週間も寝たままでしたが、最近は、術後3～4日で歩行することができます。入院期間も1～2週間と短くなり、患者さんの苦痛も減ってきました。
　網膜剥離を長く放置したり、再発をくり返すと、網膜の硝子体側に膜を形成し、膜と膜とが癒着を起こし、網膜剥離も悪化し、従来の手術方法では、網膜をもとに戻すことができません。

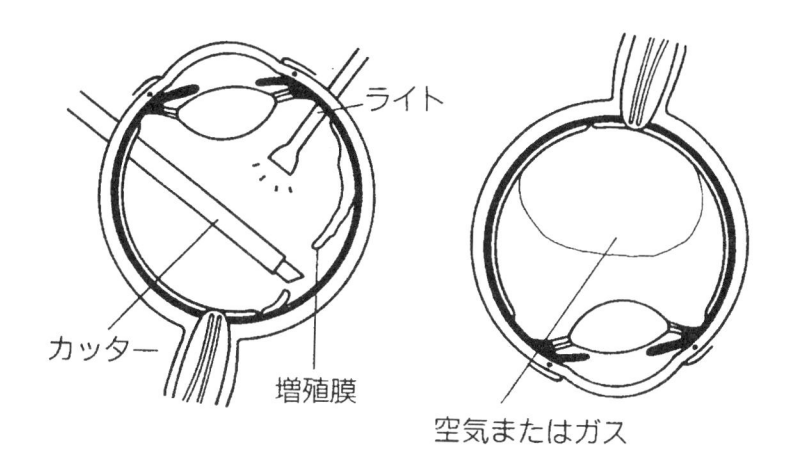

図5　硝子体の手術

　以前は、こういう状態になると失明につながりましたが、最近では、硝子体手術といって、眼球の内側から特別な器械で、直接硝子体や増殖膜を切って（図5の左）、眼内で光凝固を行って、治療することができます。

　また、この硝子体手術では、眼内に空気や特別なガスを入れて、しばらく顔を下に向けさせておきます。すると眼球が下に向くので、気体が網膜を眼球中より圧迫して、網膜を接着させようとします（図5の右）。

　術後の安静は、一般的な網膜剥離の手術よりきつくはありませんが、常に顔を下に向けている必要があり、患者さんにとってはつらいかもしれません。眼内に注入した空気やガスは、およそ一週間くらいでなくなります。また気体だけではなく、シリコンオイルといって、液体を注入して網膜をくっつけることもします。

　最近は、網膜剥離の種類や程度によっては、最初から硝子体手術を積極的に行うことが多くなっています。

網膜剥離の手術は、1910年代に初めてスイス人の手によって行われ、第二次世界大戦後、1950年代にドイツのマイヤーシュヴィケラートによって光凝固が発明され、治療法は飛躍的に進歩してきました。また、先に述べた硝子体手術も、剥離の手術成績の向上に大きく寄与しています。

　近年、糖尿病の患者さんが増加し、従って糖尿病網膜症も増え、以前にはどうすることもできなかった重症の増殖性網膜症も、硝子体手術の発達によって、失明を避けられるようになりました。

　網膜剥離は、光凝固によって、再発しやすそうなところや、剥離をしていないほうの目の予防的な治療によって、発生を防ぐことができます。

## 4　患者さんへの注意事項

　この病気は、前にも述べましたように、早期発見、早期治療がもっとも大事です。したがって、一方の眼を剥離で手術した方は、両眼の性質は似ているので、他方の眼の状態を常に注意して、少しでも異常があったら、直ちに眼科医で診てもらうようにしてください。

　また、手術は成功しても、網膜が弱く、穴のあきやすい眼なので、再発することもあります。したがって、手術後しばらくは安静にして、重いものを持ったり、激しい運動を控えるようにしてください。そして、眼科医に定期的に通院し、眼底の精密検査を受けることが絶対に必要です。特に近視の強い人は網膜剥離になりやすいので、注意してください。

# 第7章　加齢黄斑変性

## 1　加齢黄斑変性とは

　眼はカメラによくたとえられますが、カメラのフィルムに相当する部分が網膜で、その網膜の中心部にある黄斑が、物を見るのに最も大切な視力に関係し、また、色を識別するための最も重要な部分です。特に、黄斑の中心は中心窩といい、視力に最も大切な視細胞が集中している部分です。黄斑変性症はその黄斑部が障害される病気なのです。その内、主に老化が原因で異常がおこるものを加齢黄斑変性といいます。

　近年、世界中に急増しており、米国では中途失明（矯正視力でも0.1以下）の第一位を占め、1300万人以上もの方がかかっています。日本でも、高齢化や生活様式の欧米化などに伴って、加齢黄斑変性は現在、その前駆病変も含めると50歳以上の13.6％、約650万人以上、中高年の方の間で急増しています。主に50代以降に発症し、60～80歳代で特に多く見られます。男性は女性に比し発症しやすく、約3倍の発症率です。通常は、まず片眼に発症し、約3分の1の方が経過とともに他眼にも発症してきます。

　加齢黄斑変性は文字通り網膜の黄斑部が変化する病気で、この変化の仕方によって萎縮型と滲出型に分けられます。黄斑の視細胞はその下の網膜色素上皮細胞と言う細胞に養われています。また、この色素上皮細胞はさらにその下の脈絡膜と言う血管に富んだ組織から栄養を受けています。萎縮型は加齢と共に、徐々に色素上皮細胞の働きが悪くなって、視細胞が少しずつ障害され萎縮し、変性してしまうタイプです。現在、日本では、加齢黄斑変性

の約90％は萎縮型で、これは一般に進行も遅く、視力低下の速度も緩やかで軽度ですが、その約1割程度が滲出型に移行するケースもあり、定期的な検査と診察が非常に大切です。もう一つのタイプは、網膜の外側にある脈絡膜から新生血管が発生し網膜に侵入して黄斑の機能に大きなダメージを与える滲出型で、このうち特に重篤な視覚障害を発生して問題になるのは、後者の滲出型です。

## 2　滲出型の加齢黄斑変性

　私たちは物を見る時にさまざまな物質を代謝しながら光を視神経に伝えています。加齢に伴い、代謝によって生じた老廃物が排出されずに網膜色素上皮細胞の下の脈絡膜に沈着していきます。老廃物がたまると炎症がおこり滲出液という液体がたまります。さらに進行するとその老廃物を吸収しようと脈絡膜の血管から新生血管が生えて徐々に伸びてきます（図1）。
　この新生血管は急ごしらえの血管なので非常に脆く、すぐに出血したり血液中の成分が漏れ出すなどします。これが黄斑部におこると黄斑部が円盤状に隆起します。その結果、視力障害や中心部の暗い感じ、そしてゆがみなどが発生します。

## 3　加齢黄斑変性の症状

　加齢黄斑変性というと、主に滲出型のことをいいます。加齢黄斑変性症では見たい物の中心部がぼやける、黒ずんで見える、物が歪んで見える、明暗の具合がわかりづらいなどの症状が見られます（図2）。一般に発症の経過として、物を見ようとする中心の一部に見にくいぼやけて少し暗く見える部分が現われ、やがて物が歪んで見えるようになってきます（図3）。

第 7 章　加齢黄斑変性

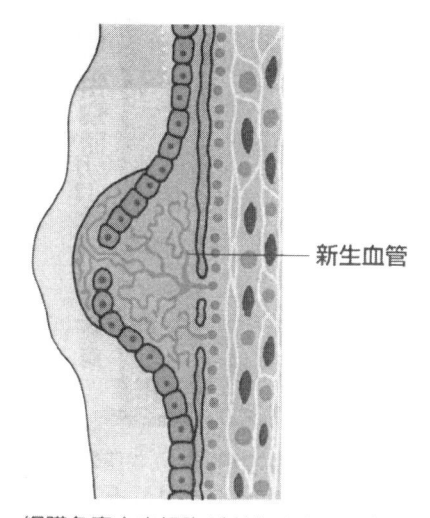

　　　　　　　　　　　新生血管

網膜色素上皮細胞が老化すると、老廃物を消化しきれなくなり、老廃物がたまってくる。すると、脈絡膜から新生血管が伸びてきて、視力障害を引き起こす。

図1　加齢黄斑変性の発生

　しかし、進行が遅いため自覚しにくく、やがて、黒ずんで見えない範囲が広がったり濃くなったりして、急に視力が低下して初めて気づくことが多いのが現実です。初期のうちは両眼で視力を補い合うため、片眼に症状がでても気づきにくいからなのです（図4）。
　さらに進行すると、物を見ようとする中心部が暗くて見えない症状や、物がゆがんで、ひどくなればクシャクシャに見えるという症状がおこります（図3）。加齢黄斑変性では、真っ暗になって失明することは非常にまれですが、矯正視力でも0.1以下の社会的失明に陥り、見たい物の中心部が思うように見えないという状態

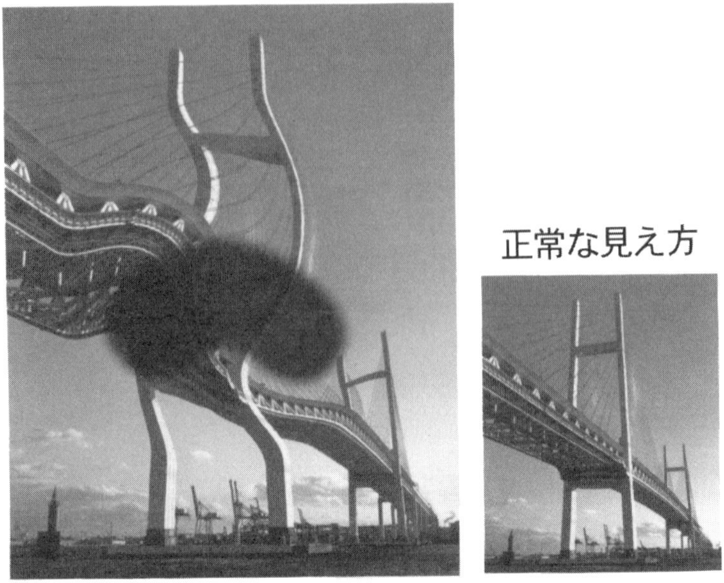

図2　加齢黄斑変性の見え方（中心部が欠ける＝左）

は、患者さんにとってかなりの苦痛と社会生活での支障をきたすのです。

　滲出型に比べて萎縮型の加齢黄斑変性は、50歳代以降から徐々に両眼の視力が低下していきます。物を見ようとすると、特に中心が見にくくなってきます。しかし、急に見えなくなることは、ほとんどありません。

## 4　加齢黄斑変性の危険因子

　加齢黄斑変性は加齢が原因で起こってきますが、さらに高血圧、高脂血症、動脈硬化、心臓病などの生活習慣病も危険因子と考えられています。これらの病気があると網膜血管の血液循環が悪く

第 7 章　加齢黄斑変性

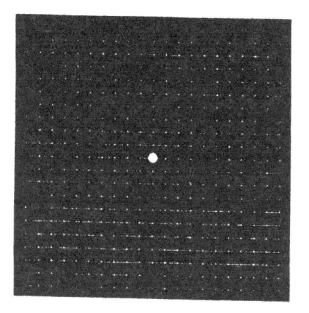

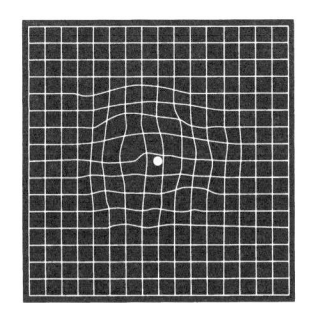

正常な見え方　　　　　　中心が見えない

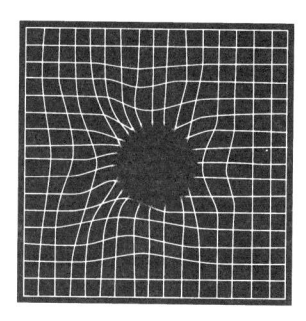

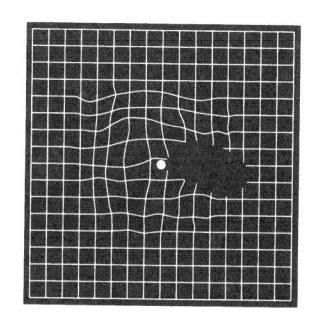

中心がゆがむ　　　　　　部分的に欠けて見える

図 3　加齢黄斑変性の見え方

ときどき片眼をふさいで、ものを見て、見え方に異常がないかを確認する。

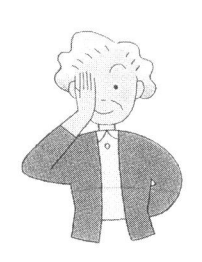

図 4　簡単にできる自己チェック

なり、網膜色素細胞に老廃物がたまりやすくなるからです。

　全身の血管を収縮させ、血流を悪化させる喫煙は最も重大な危険因子で喫煙量が多いほどそのリスクが増すことがわかっています。さらに、眼の色素が薄い、緑黄色野菜を食べない、長期間の屋外で日光を浴びる生活習慣などが危険因子にあげられています。

　すなわち、このような全身疾患によって、黄斑部の細かい血液循環も障害されやすくなり、同時に、日光などによる光刺激により、眼内に有害な活性酸素が発生し、眼の老化が促進されて発症しやすくなるわけです。これに対し、緑黄色野菜などには黄斑部の組織を守るフィルターの役目をする抗酸化作用のある天然色素が多く含まれており、黄斑部をこれらの危険因子による老化から守っているのです。

　黄斑変性の方の10～20％は、肉親に黄斑変性の患者さんを持つ方です。このように、家族歴のある方は、特に注意が必要です。また、過去に中心性脈絡網膜症の病歴がある方も、かかりやすいことが判っており、注意が必要です。以上のような危険因子がある方や50歳以降の方は、図3と図4のような自己チェック表で見え方のチェックをし、少しでも異常を感じた場合は出来るだけ早く眼科医を受診し、早期発見と早期治療に努めることが大切です。

## 5　加齢黄斑変性の検査

　まず、両眼の視力を片眼ずつ測定します。すでに、自覚症状があれば、大抵の場合低下しているのが普通です。

　次に、見え方の症状を聞いて、見えにくい部位や歪み等の部位があれば視野を測定します。特に黄斑部に対応した中心部の視野を詳しく調べる中心視野検査をします。中心視野検査では、まず、先に述べたアムスラーチャートでゆがみの程度や見えない範囲を調べ（図3）、さらに精密な閾値感度を調べる視野検査も行われます。

そして、黄斑部を詳しく調べるため、瞳を拡げる薬を点眼し、散瞳した状態で詳しく眼底検査を行います。いずれの検査も、痛みもなく苦痛も伴う検査ではありませんのでご安心下さい。黄斑部に異常があれば、次に蛍光眼底造影検査という黄斑部の血管の造影検査を行います。この検査は、腕の静脈から蛍光色素を注射し、眼底カメラで眼底血管の異常を検査します。新生血管や新生血管から漏れた血液が、どこに存在するかがよくわかります（図5）。

その結果により、さらに詳しく調べるため、赤外線造影検査を併せて実施することがあります。蛍光眼底造影検査や赤外線眼底造影検査を行うことにより、黄斑のどの部位に異常があるのか、どの範囲に新生血管の病巣が広がっているのかが判定できます。そして、造影剤の病巣からの漏れ方により、その病巣の新生血管の活動性や治療に必要な情報が得られるのです。

一方、加齢黄斑変性に発生した新生血管からすでに眼内に広汎な出血が発生している場合は、これらの検査ができないために、眼の中の状態を調べるため、超音波検査を行うことがあります。

## 6　萎縮型の加齢黄斑変性の治療

萎縮型の加齢黄斑変性に対しては、現在のところ良い治療があ

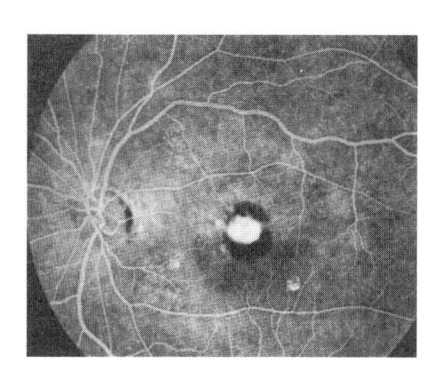

図5　蛍光眼底造影
（網膜黄斑部の白い場所から造影剤がもれている）

りません。徐々に進行する視細胞の変性を少しでも予防するために、血液循環をよくする薬（カルナクリンなど）やビタミン剤（ビタミンCとE、βーカロテン）、亜鉛剤などを使用します。

　萎縮型の加齢黄斑変性はその約1割が、滲出型の加齢黄斑変性に移行して悪化する場合があり、このような薬物治療だけでなく、眼科医による定期検査を欠かさないことも大切です。

## 7　滲出型の加齢黄斑変性の治療

　治療の目的は新生血管を消退させたり、除去して、さらなる視力低下を抑え、そして、少しでも視力を回復させることにあります。治療法は新生血管の位置によってかわってきます。
(1) 新生血管が黄斑部の中心から離れている場合は、新生血管をレーザーで凝固する光凝固治療が治療の第一選択になります（図6）。
(2) 新生血管が中心窩に近い場合、以前は根治方法がありませんで

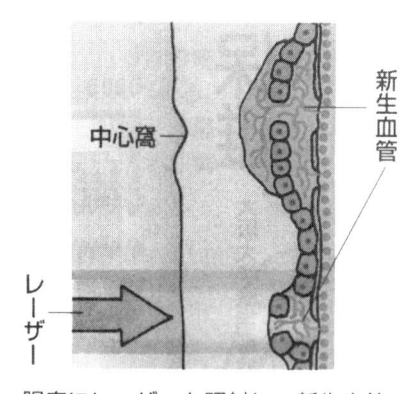

図6　従来のレーザー治療

眼底にレーザーを照射し、新生血管を焼く。新生血管が中心窩にある場合は、著しい視力低下を招くおそれがあるため、行われない。

第7章　加齢黄斑変性

まず、特定の波長のレーザーに反応する薬（ビスダイン）を腕の静脈から点滴で注入する。

新生血管

レーザー

中心窩

薬が新生血管に達したら、特定の波長の弱いレーザーを照射すると、新生血管のみをつぶすことができる。新生血管が中心窩にあっても可能。

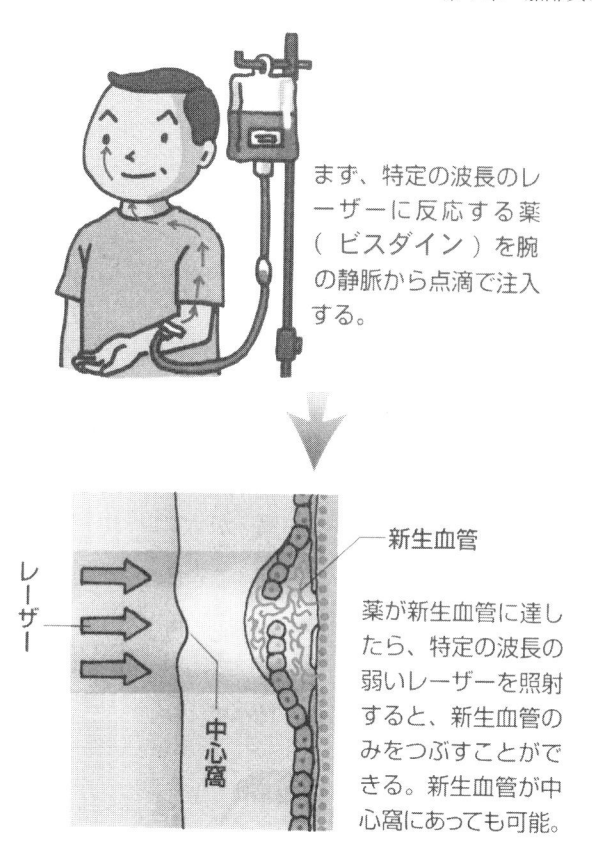

図7　新しいレーザー治療（光線力学療法）

した。しかし近年、新しいレーザー治療（光線力学療法）が登場してきました（図7）。

　これは特定の波長のレーザーだけに反応する薬（ビスダイン）を静脈から注入した後、病変部に弱いレーザーをあて、新生血管を潰す方法です。

　すでに、2004年5月から、中心窩に新生血管を伴う加齢黄斑変性に対してのみ健康保険が適用されています。新しいレーザー

では、新生血管が中心窩にあっても、正常な視細胞にはほとんど影響を与えず、新生血管だけを潰すことが出来ます。

ただし、新しいレーザーの治療を行って、数ヵ月程すると、新生血管が再び発生することがしばしばあり、そのような場合は、再び同じレーザー治療を行います。一般にはレーザー治療を繰り返すと、徐々に新生血管の勢いが無くなり、最終的に新生血管が発生しなくなることが多いのです。

## 8　光線力学療法後の注意

新しいレーザー治療で用いられる薬は、血流に乗って全身に行き渡ります。この薬は光に反応するので、強い日光に当たると副作用としてやけどが起こります。このため、初回の治療後約2日間は強い日光を避けるため、2日以上の入院が必要です。また、それ以降もしばらくは、サングラスやツバの広い帽子を装用し、長袖の服を着て直射日光に当たらないよう注意することが必要です。

このような、新しい光線力学療法の恩恵を受けるためには、何よりも早期発見と早期治療が大切です。新生血管によって生じたむくみや出血のために、視細胞が著しく障害されると、新しいレーザー治療を行っても、視力回復が難しい場合が多くあります。特に、すでにかなり進行した黄斑変性の場合には、出血も著明となり視力回復が困難となります。このため、加齢黄斑変性の初期の適切な時期に、このような治療を行うことが大切なのです。

## 9　加齢黄斑変性の外科的治療

加齢黄斑変性の病変がすでに大きかったり、出血が多い場合は、このようなレーザー治療ができない場合があります。その場合は、新生血管を取り除く新生血管抜去手術（図8）や、中心窩を正常

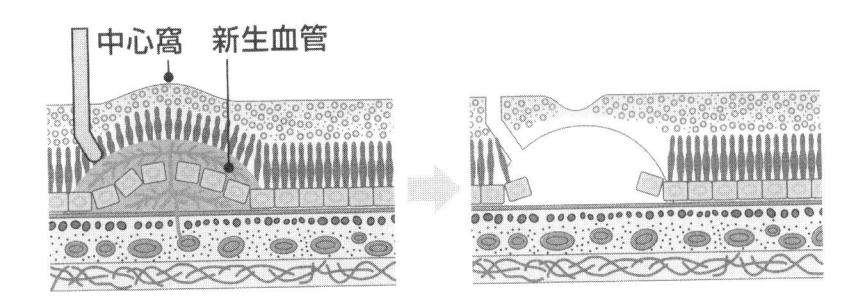

図8　新生血管抜去術

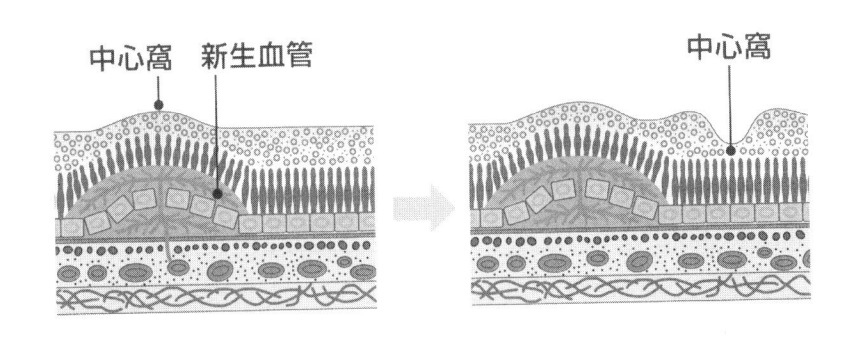

図9　黄斑移動術

な網膜色素上皮細胞の上に移す黄斑移動手術（図9）などの外科的手術も検討されますが、これらの手術は重篤な合併症の危険もあり、患者さんとそのご家族への十分な説明の上で、慎重に実施すべきです。

　その他の薬物治療として、黄斑部の新生血管の発生を抑える血管新生阻害剤の開発研究も着実に進んでいます。現在は、抗血管新生作用のあるステロイド剤やインターフェロンなどの薬剤が

治療研究中です。

## 10　加齢黄斑変性症の予防と対策

　加齢黄斑変性の発生に密接な関わりがあるのが、黄斑部の血管の老化と光刺激による黄斑部の老化、そしてその原因となる活性酸素（老化などの元凶物質）です。
　すなわち、喫煙により発生する活性酸素や高カロリー・高脂肪の欧米型の食習慣などにより、黄斑部の細かい血管の酸化と老化が促進されるのです。
　さらに日光やテレビ・パソコン等の有害な青紫色光による光刺激がさらに黄斑部の活性酸素の発生を増大させ、これが黄斑部の細胞を酸化させ、老化を早めて、加齢黄斑変性を引きおこす大きな原因のひとつとなっています。
　こうして、50歳代頃から出始め、60歳代から80歳代で最も多く、75歳以上になると30％以上もの方に、加齢黄斑変性かその前段階の病変が認められるのです。
　このように高血圧や動脈硬化は、黄斑部などの細かい血管も傷つけ、加齢黄斑変性を引き起こし、悪化させる大きな要因の１つになります。高カロリー・高脂肪の食生活習慣を控え、和食中心の食習慣に戻すことが大切です。
　食生活の栄養の面では、活性酸素の悪影響を軽減する抗酸化ビタミンと呼ばれるβカロテンとビタミンCとEを含む緑黄色の野菜を継続して多く摂り、また、抗酸化ミネラルである亜鉛、セレン、銅、マンガンなどが含まれている食品（貝類、根菜、雑穀類など）の摂取に努めることが大切です。
　さらに、日光などの有害な青紫色光から、黄斑を守るフィルターの役目をする栄養素ルティンを含むホウレン草やケールなどの摂取も続けましょう。

実際に、緑黄色野菜の摂取が少ないことが、加齢黄斑変性の発生の危険因子とされており、同時に、加齢黄斑変性の方の場合、血中の亜鉛濃度が低下したり、黄斑部にあるルティンの濃度が減少していることが報告されています。

近年、アメリカの大規模な調査研究でも、$\beta$カロテンとビタミンCとE及び亜鉛のサプリメントの継続摂取により、加齢黄斑変性の発生予防効果があり、かつ、黄斑部の新生血管の発生のリスクも防ぐという結果が報告されています。

同時に、生活習慣病対策も重要で、高カロリー・高脂肪の食事や塩分の摂りすぎは控え、眼と体の動脈硬化や成人病を予防することも大切です。また、人種・性別等では、白人の方が日本人よりも患者さんの数が多くなっており、虹彩の色が薄い程、危険性が高いと言われています。一方、性別は、男性が女性より約3倍かかりやすくなっています。

加齢黄斑変性を予防する他の生活習慣としては、第一に継続した禁煙が最も大事であり、また、外出時には、日光による光刺激を防ぐため、黄斑にとって紫外線以上に有害な青紫色光をカットする黄色からオレンジの色調の保護用サングラスを装用し、さらにツバの広い帽子を着用することが大切です。

そして何よりも、片眼でも視力や視野の異常に気付いたら放置せず、出来るだけ早く眼科医を受診し、定期的な検査を受けることを勧めます。また、早期には自覚症状がない場合もありますので、40歳を過ぎたら年1回、50歳以降は最低でも年2回の眼科医による定期診察を受けることをお勧め致します。

## 11　加齢変化としてのその他の黄斑部疾患

### (1) 黄斑円孔

　黄斑円孔は、黄斑の網膜に丸い穴（円孔）があく病気です。前にもふれたように、網膜の前にある硝子体は、加齢とともにしだいに液体化する一方で縮んでいき、ある時期になると網膜からはがれます。はがれる時に、硝子体が薄皮のように網膜上に残ることがあります。この薄皮が網膜を引っ張り、円孔を作ります。
　初期には、ものを見る中心部に歪みやかすみが起こります。進行すると、歪みだけでなく視野の真ん中が見えなくなります。放置しておいた場合、視力は0.1まで低下します。しかし、まわりは見えているため、完全な失明はありません。
　治療は手術以外にありません。視力が低下したり、歪みがひどくなれば手術を行います。手術は硝子体手術といって、病気の原因になっている硝子体の薄皮を網膜から剥がし、円孔を抑えて閉じるために、眼の中にガスを入れます。うつぶせの姿勢をとり、ガスが円孔に当たるようにおさえていると、円孔が閉じます。そのため術後1〜2週間、うつぶせでの安静が必要です。
　黄斑は、非常に繊細にできているため、病気が軽いうちに手術を行えば、回復はそれだけ良好です。しかし、進行していれば回復は悪くなります。手術で円孔が閉じたり、膜が取り除かれても、症状が改善しない場合もあります。また視力がどこまで戻るかを、完全に予測することは困難です。
　60〜70歳に多く、女性に多い傾向があります。ほとんどは片眼性ですが、ときには両眼性のことがあります。

## (2) 網膜上膜

　網膜の物を見る中心である黄斑の上に膜ができるため、膜越しに物を見ることになり、視力低下が生じます。さらに、この膜が収縮することによって、網膜を引っ張り、網膜にしわを作ることがあり、物が歪んで見えたりします。

　網膜上膜ができるのには様々な原因があるのですが、まず最も多い原因をあげておきます。誰でも40〜60歳くらいになると、眼の大部分を占める硝子体に変性が起こってきて、硝子体が網膜から離れていくのですが、このときに黄斑に硝子体の一部が残ってしまうことがあり、これが分厚くなって網膜上膜となるのです。

　網膜上膜は眼の一番奥で起こっている病気で、点眼薬や内服薬では良くなったりすることはまずありません。手術で網膜上膜を除去する以外に、有効な治療はありません。ただ、網膜上膜があれば、すぐに手術をしなければならないというわけではありません。

　膜を除去しても、なかなか十分に視力は回復しないことが多いようです。膜のための視力低下の症状が一段落したときに、手術をすべきです。手術の時期の選択が大切で、また眼内の細かな難しい手術ですから、場合によって視力を悪くすることもあるので、眼科医とよく相談して決定するのが良いと思われます。

## (3) 光干渉断層計（OCT）

　近年OCTという器械が開発されて、網膜の分析に多く使われています。OCTとは、赤外線エコーを使用して網膜黄斑部や視神経乳頭部の断層像を画像化して示す装置です（図10）。黄斑の状態が一目瞭然でわかり、非常に有用な器械です。

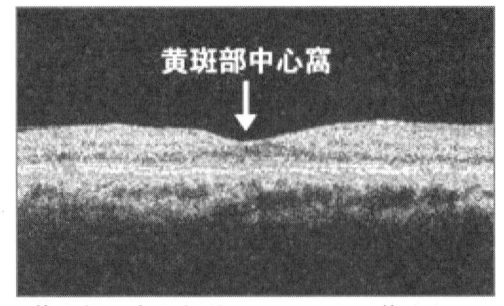

① 正常な黄斑部の中心部分で、へこんで薄くなっています。

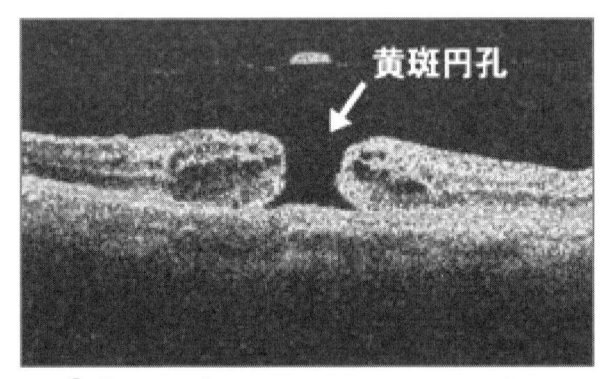

② 黄斑部に直径約0.5 の円孔があります。

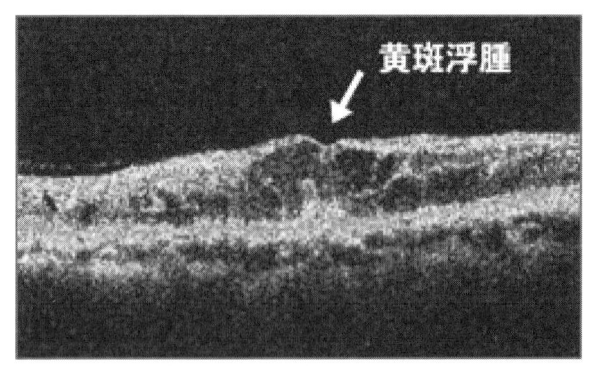

③ 糖尿病網膜症による黄斑浮腫で、黄斑部が腫れて厚くなっています。
図10　ＯＣＴによる黄斑部の断面像

# 第8章　高血圧や動脈硬化による眼底変化

## 1　高血圧は日本の国民病

　患者数が2,000万人とも3,000万人ともいわれる高血圧ほど日本人に身近な病気はありません。それでいて、なぜ血圧が高いことがいけないのかを、正しく理解している人は、意外に少ないと思われます。
　自覚症状がほとんどないまま、徐々に血管をむしばんでいく高血圧は、ついには脳卒中や心臓病などの、寿命を左右するような恐ろしい病気を引き起こします。

## 2　眼底検査

　眼科を受診した時に、眼底検査という言葉を聞いたことがあると思います。この検査は、検眼鏡という道具を使い、患者さんの角膜、水晶体を通して、眼底を観察するものです。
　眼底には主に構成している網膜、脈略膜以外に視神経乳頭（視神経の出口）、網膜の血管（動脈、静脈）などがあり、眼底検査ではこれらがすべて、あるがままに観察することができます（図1）。このように血管が詳細まで見られる所は体の中では、ほかにありません。
　高血圧症や動脈硬化症のような、血管に異常をきたす疾患では、眼底検査によって全身状態の異常の程度を推定できる場合が少なくありません。眼底の血管の状態を観察するということは、全身の臓器の血管を観察していることと同じといっても過言ではあり

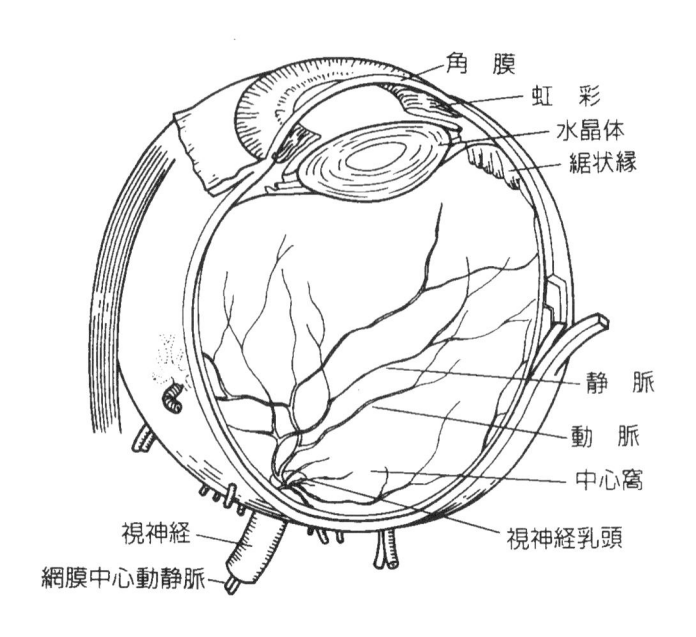

図1　眼球の断面立体図

ません。

## 3　血　圧

　血液が流れる時に血管壁の内側にかかる抵抗のことを血圧といいます。血圧は動脈の血圧を意味しますが、心拍出量と末梢血管抵抗の積であらわれます。心拍出量とは心臓から出る血液の量、末梢血管抵抗とは、手足の末梢の血管での血液の通りやすさ、通りにくさを意味します。この二つの関係で血圧は決まってくるのです。
　水道の蛇口を心臓、水を血液、蛇口につけたホースを血管とお

きかえるともっとわかりやすいでしょう。水をたくさん出すとホースは太くなり圧がかかります。水の量を変えずにホースを細くするだけでも圧は上がります。

このような変化が体の内でもたえず起こり、血圧を調整しているのです。血圧は、年齢や環境によっても、個人差があります。

2004年の高血圧治療ガイドライン（表1）によれば、正常は収縮期血圧130mmHg 未満、拡張期血圧 85mmHg 未満ですが、心血管病の危険性が最も低いことから 120/80mmHg 未満を至適血圧としています。130～139/85～89 mmHg の正常高値血圧は高血圧ではありませんが、高血圧の一次予防を考慮して設けられています。

血管には、動脈、毛細血管、静脈の3種類があります。このうち、血圧の維持や調節に必要な末梢血管抵抗の主役が動脈です。それも大動脈のような大型の動脈ではなく、眼の網膜動脈のように小型で管の直径もミリ単位以下の末梢動脈が主役になります。

これらの抵抗血管は、その壁の中にコイル状に巻きついた格好の細長い筋肉細胞の集団を一層から数層もっています。このコイル状の筋肉層は、自律神経や腎臓からでるホルモンなどに支配さ

表1　成人における血圧値の分類

| 分類 | 収縮期血圧<br>(mmHg) | | 拡張期血圧<br>(mmHg) |
|---|---|---|---|
| 至適血圧 | <120 | かつ | <80 |
| 正常血圧 | <130 | かつ | <85 |
| 正常高値血圧 | 130～139 | または | 85～89 |
| 軽症高血圧 | 140～159 | または | 90～99 |
| 中等症高血圧 | 160～179 | または | 100～109 |
| 重症高血圧 | ≧180 | または | ≧110 |
| 収縮期高血圧 | ≧140 | かつ | <90 |

高血圧治療ガイドライン 2004 より引用

れており、その指令でギュッと縮んだり、逆にゆるんだりして血管を細くしたり広げたりしているというわけです。

　なんらかの理由で筋肉を縮める方に働く自律神経（交感神経）が優位になったりすると、抵抗血管は縮みっぱなしになり、血圧も高いままになってしまうのです。

　そんな状態が長く続けば、筋層自体がこわれて、血管は細いまま傷跡のように硬くなってしまいます。みなさんもよくご存じの動脈硬化という病気の一部は、このような筋肉層のひどい荒廃が正体なのです。

　このような心臓の働きや血管の太さなどの調節は、自律神経や腎臓、ある種のホルモンなどによって総合的に行われているのですが、なんらかの原因で血圧が上がる方向に調節が狂うと、血圧が高くなってしまうのです。

　患者さんの9割以上は本態性高血圧というタイプの高血圧で、原因を特定することはできません。食塩の摂り過ぎや運動不足、肥満、ストレスといった生活習慣に関わる要因が大きく、遺伝的体質、加齢なども関係しています。これ以外に、血圧を上げる明らかな病気があって、それが原因で高血圧になる二次性高血圧もあります。

　高血圧で肩凝りや頭痛などが起きたりもしますが、ほとんどの場合は自覚症状はありません。異常を感じないからといって治療せずにいると、心臓病や腎臓病、網膜症など、さまざまな合併症が発症してしまいます。

　高血圧状態では、血管の壁に大きな負担がかかります。血管壁はその負担に対応するために硬く変化し、動脈硬化を起こします。動脈硬化が進行すると、血管内径が狭くなって、ますます血圧が上がります。さらに進行すると血流が途絶え、そこから先の細胞の機能が停止します。これが脳で起こるのが脳梗塞、心臓で起こるのが心筋梗塞です。

## 4　高血圧の眼底変化

　網膜血管に最初に現われる高血圧の影響は、動脈が細くなる狭細化という現象です。動脈がどのくらい細くなっているかを、平行している静脈の太さを基準に測定し、正常（0）～高度（Ⅲ）の4段階に分類します。
　動脈の狭細化のほかに、1本の動脈に太い部分と細い部分ができる、口径不同という現象も現われます。この現象は、動脈硬化へ移行する段階で多く見られます。
　これらの現象は、高血圧による一時的な影響であり、血圧をコントロールすることで元に戻る可能性があります。

## 5　動脈硬化の眼底変化

　高血圧状態が続くと、血管壁が硬く変性する動脈硬化が起きてきます。動脈硬化の程度は、動脈の血柱反射の亢進や動静脈交叉現象から判定します。
　動脈硬化による血管の変化は、高血圧による直接的な影響と異なり、器質的な変化のため、一度起きてしまうと元には戻りません。

### (1) 網膜細動脈の反射亢進
　網膜血管の中央には細い反射線が見られますが、硬化症病変の時には、この血管反射に異常が認められます。動脈硬化の初めに見られる所見として、動脈の中央に存在する反射線の幅が広くなり、またその輝きを増すということがあります（図2）。
　これが少し進むと磨いた銅線のように見え、銅線動脈と呼ばれて、さらに進行していきますと、動脈壁の反射性がさらに亢進し、血管の全幅から均等な反射を生じ、銀線のような白色反射をして

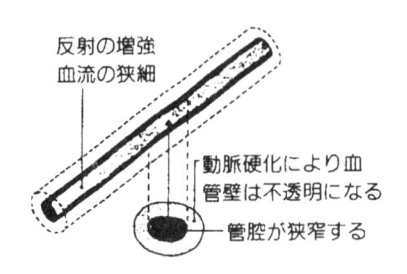

図2　網膜細動脈の狭細と反射亢進

きます。これは銀線動脈と呼ばれています。

### (2) 網膜動静脈交叉現象

この交叉現象は眼底検査の時に網膜上にある網膜血管の動静脈交叉部（細動脈と細静脈の交叉している部位）を見て判断します。

図3は正常の眼底に見られる動静脈交叉部です。

眼科医が眼底検査をしている時に見る網膜血管は、血液の柱であり、血管自体は透明なものです。このような透明な血管に、細動脈硬化が発生してくると透明度が下がり、逆に濁りが生じてきます。

このために動静脈交叉部で硬化を起こした細動脈の下にある静脈の見え方に変化が起こり、実際には静脈がとだえたように見えたり、細くなって見えるようになります。これを交叉現象とよんでいます（図4）。

この交叉現象にはいろんな形があり、それにしたがって、硬化の程度を知ることもできます（図5）。

動脈が静脈の上を走行している。正常状態ではその交叉部に一方の血管の挙上や沈下はなく，また血管の走行や血管径あるいは色調変化はみられない。

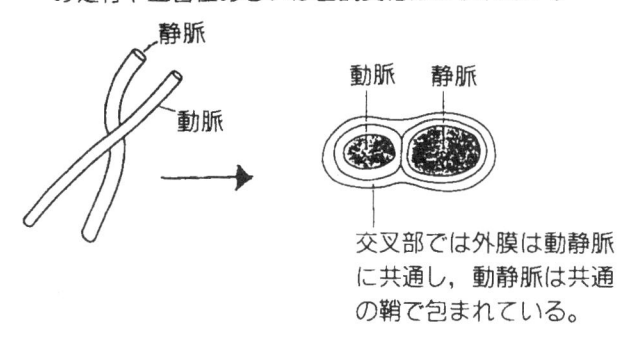

交叉部では外膜は動静脈に共通し，動静脈は共通の鞘で包まれている。

図3　動静脈の交叉部

## 6　高血圧網膜症

　高血圧眼底の所見に加えて、網膜そのものにも異常が起きている場合は、高血圧網膜症と診断されます。網膜の異常とは、血管の壁から血液や血液成分が染みだしてできる出血斑・滲出斑、血流が不足している所にできる軟性白斑、血管から漏れでた血液成分が網膜内にたまって起きる網膜浮腫などです。
　高血圧網膜症は、黄斑に浮腫がある場合を除いて自覚症状を伴いません。しかし、治療せずに放置していると、網膜内に血流がとだえた虚血部位ができ、そこになんとかして酸素や栄養を届けようとして、新たな血管が伸びてきます。これを新生血管といいますが、この血管は大変もろくて破れやすく、出血が硝子体内に広がる硝子体出血や、出血から網膜剥離に至ることがあり、そうなると高度の視力障害が残ってしまう可能性が高くなります。

動静脈交叉部における静脈の異常。静脈が細くなってくびれ，走行が曲がる。動脈からはなれてみえ，上流の静脈が太い。

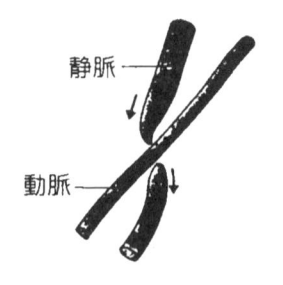

静脈 ─
動脈 ─

図4　動静脈の交叉現象

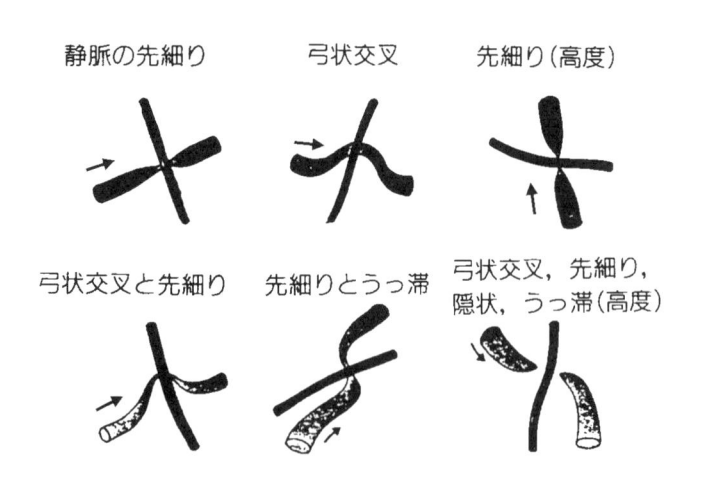

静脈の先細り　　弓状交叉　　先細り（高度）

弓状交叉と先細り　先細りとうっ滞　弓状交叉，先細り，
　　　　　　　　　　　　　　　　　隠状，うっ滞（高度）

図5　さまざまな動静脈の交叉現象

この進行過程は、糖尿病における増殖網膜症以降の経過とほぼ同じです。高血圧網膜症も増殖網膜症となってしまうと、血圧のコントロールとはあまり関係なく、網膜の病気として単独に進行します。

降圧薬による高血圧治療が進歩した現在では、高血圧網膜症が増殖網膜症に進行して失明に至る頻度は稀になってきました。しかし、これとは別に注意が必要なケースがあります。

悪性高血圧（多くは腎臓の病気から突発的に発生し拡張期血圧が130mmHg以上にもなる）や、網膜動脈閉塞症、網膜静脈閉塞症、血管新生緑内障といった他の合併症が出現した場合です。いずれも視力に大きなダメージを残してしまいますので、早急に対処しなければいけません。

高血圧網膜症が進行し、網膜に虚血部位や新生血管が生じた増殖網膜症には、新生血管発生の抑制、硝子体出血の予防を目的にレーザー光凝固術を施します。さらに、硝子体出血や網膜剥離が起きてしまった場合には、硝子体手術により硝子体の透明化、網膜の剥離部分の復位を行い、視力の回復をめざします。

## 7　網膜静脈閉塞症（写真1，2，3）

網膜静脈閉塞症とは、網膜の静脈が詰まって血液が流れなくなる病気です。糖尿病網膜症と並び、眼底出血を起こす代表的な原因に挙げられます。

網膜静脈閉塞症は、50歳以上の年配の方に起きやすい病気ですが、さらに高血圧と深い関連があります。静脈閉塞が起きた患者さんの80％は、高血圧のある人です。これは、高血圧によって起こる動脈硬化が影響しています。

高血圧のほかに、血管自体の炎症により発症したり、糖尿病などの血液の粘性が増す病気がある場合にも、発症しやすくなります。

静脈が詰まると、そこまで流れてきた血液の行く手が阻まれ、末梢側（心臓からより遠い方）の静脈から血液があふれでたり、血管が破裂したりします。あふれた血液は、網膜の表面にカーテンのように広がる眼底出血となったり、網膜内に閉じ込められ網膜浮腫を起こします。

　このときの症状は、出血が広がっている部分の視野の欠損として自覚されます。とくに、網膜の中心部の黄斑に出血や浮腫がおきると、視力は極端に低下し、ゆがみがでます。

　網膜静脈閉塞症は、静脈閉塞が起きた場所により、病状に大きな差があります。

　網膜の静脈は、眼球の後方にある視神経乳頭で1本になり、そこを終点に集合するように、網膜全体に枝分かれして広がっています。静脈の枝の部分が閉塞した場合を網膜静脈分枝閉塞症とよび、乳頭部で静脈の根元が閉塞した場合を網膜中心静脈閉塞症とよびます。

　網膜内の動脈と静脈が交叉している部分では、血管壁の一番外側にある膜を共有しています（図3）。このため、交叉部分の動脈に動脈硬化が起きていると、静脈もその影響を受けて、血管内径が狭くなったり血液の流れがよどんだりして、血液が血管の中で凝固して血栓が形成されます。

　網膜静脈分枝閉塞症は、主にこの交叉部の血栓によって、血流が途絶えることで発病します。閉塞した部分より末梢側の血管から、行き場を失った血液があふれだして、眼底出血や網膜浮腫を起こします。出血している部分は、瞳孔から入ってくる光が網膜まで届かないため、その部分の視野が遮られます。

　眼底の出血自体は、ゆっくりと時間をかけ引いていきます。出血が引いた後、最終的にどの程度視力が回復するかは、視力にとって一番大切な、黄斑の障害の程度によって異なります。

　網膜浮腫が黄斑に及ぶ黄斑浮腫が高度であれば、視力は回復し

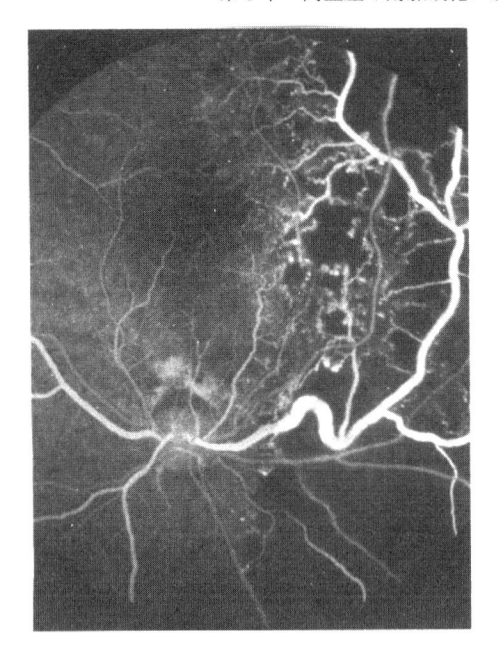

第8章　高血圧や動脈硬化による眼底変化

写真1
網膜静脈閉塞症の蛍光眼底写真（静脈の拡張がある）。

づらくなります。とくに浮腫が強いと、重度の視力障害が残ります。また、場合によっては、閉塞部位から末梢側の毛細血管は破綻し消失してしまいますので、閉塞した血管が黄斑の血流に関係する静脈だった場合、黄斑の血流が再開せず、視細胞の機能は低下したままで、視力が回復しません。
　一般に症状は、閉塞部位が乳頭に近いほど重く、逆に末梢の静脈が詰まって出血が狭い範囲に限られていれば、全く気付かないこともあります。
　枝分かれしている網膜静脈は、視神経乳頭で1本にまとまって網膜中心静脈となり、篩状板という網目のような膜を通過して、眼球の外へと出ていきます。網膜中心静脈は、網膜中心動脈と接

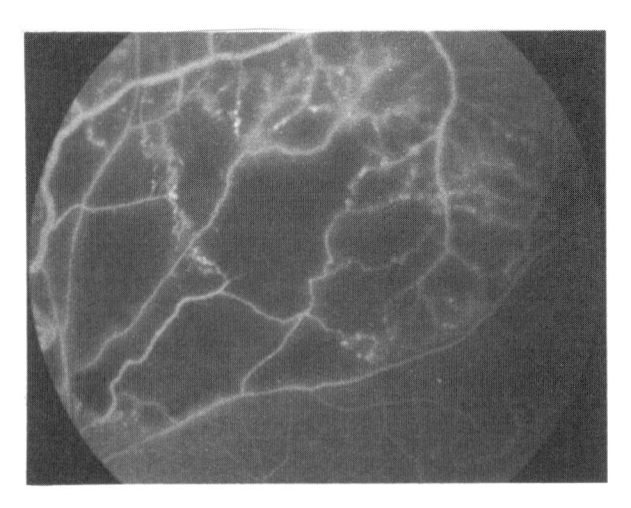

写真2
網膜静脈分枝閉塞症の蛍光眼底写真（暗い無血管野が多くある。

しているために、やはり動脈硬化の影響を受けます。血圧の急激な変動がきっかけとなったり、あるいは血管そのものの炎症によって静脈の根元が閉塞してしまうのが、網膜中心静脈閉塞症です。

　根元の静脈が詰まるのですから、影響は網膜全体に及びます。眼底一面に出血や浮腫が広がり、当然黄斑にも出血や浮腫が強く起きますので、視力が障害されます。出血は時間とともに引いていきますが、網膜の機能が奪われたままで、視力が回復しないことも多くあります。

　なお、網膜静脈閉塞症のうち、8割以上は静脈分枝閉塞症で、中心静脈が閉塞するのは確率的には低いといえます。

　網膜静脈閉塞症は高齢者に多い病気ですが、若い人に発症することが全くないわけではありません。若年者に起きる場合、静脈分枝閉塞より中心静脈閉塞が多いという特徴があります。

　血栓により閉塞するケースは少なく、血管自体の炎症や全身の

第 8 章　高血圧や動脈硬化による眼底変化

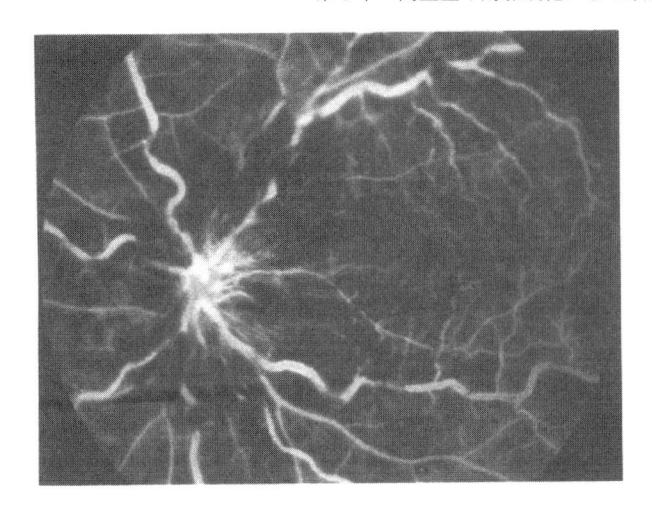

写真 3
網膜中心静脈閉塞症の蛍光眼底写真（静脈の拡張と蛇行がはっきりしている）。

病気（全身性エリテマトーデスなど）が主な原因です。高齢者に起きる中心静脈閉塞が、血管が完全に閉塞してしまうことが多いのに比べ、若年者の場合、通常は完全には閉塞せず、いくらか血流が保たれています。このため、中心静脈閉塞の割に視力の回復が起きるといえます。この場合の治療には、炎症を抑えるステロイド剤が有効です。

　静脈閉塞が起きた直後の急性期には、まず、閉塞した血管に血流を再開させるための処置がとられます。血栓溶解薬や網膜循環改善薬が用いられます。完全に閉塞した静脈が再疎通することは稀ですが、閉塞が不完全な場合には、血流障害の影響を少なくできます。

　また、静脈閉塞が再発しないように、しばらく血小板凝集抑制薬・抗凝固薬（血小板の働きを抑えたり血液の粘性を下げて血栓

をできにくくする薬）を用いることもあります。

　急性期の治療で大切なことは、静脈閉塞後できるだけ早く治療を開始することです。静脈閉塞は片眼に発症することが多く、ふつうは両眼で見ているので、発症に気付かないこともあります。治療開始が遅れると、視力が回復しにくく、合併症は起きやすくなります。

　また、静脈閉塞が起きる最初の原因となった高血圧や動脈硬化などの病気を治療し、再発を防ぐことも重要です。

　薬物治療以外の網膜静脈閉塞症に対する治療方針は、いまだ統一されたものは確立されていないと言わざるを得ません。特にレーザー治療を、どの段階で行うべきかについては議論が分かれるところです。虚血性変化が強い例は当然必要としても、出血があればすぐレーザー治療をするというのは考えものかもしれません。蛍光眼底造影で無血管野や新生血管が認められた場合には必要です。

　黄斑浮腫のある場合には、ステロイド剤のテノン嚢下注射が、最近行われています。黄斑浮腫が強い場合は、早期から硝子体手術を行ったほうが良い例もあります。

　もし硝子体出血や網膜剥離が起きてしまったなら、硝子体手術で、濁った硝子体を透明な液体に置き換えたり、硝子体や新生血管を切除して網膜の剥離部を元の位置に復位する手術を行います。

　このように、網膜静脈閉塞症は、眼球内に多くの影響を及ぼします。閉塞の部位や程度によっては、患者さん本人が全く気付かないこともありますし、高度の視力障害に至ることもあります。

　幸いにして視力が回復した場合でも、油断していると合併症で取り返しのつかない事態を招いてしまう場合があることです。発症後は、眼科検査を欠かさず受けるようにしてください。またこの病気は、発症の時期をずらして両眼に起きることもあるので、視力がさほど回復しなかった場合でも、もう片方の眼を守るために、血圧の管理などを心掛けてください。

## 8　網膜動脈閉塞症（写真4，5）

　網膜動脈閉塞症とは、網膜に血液を送っている動脈が詰まり、網膜の細胞への血流が途絶えてしまう病気です。細胞が活動するために必要な酸素や栄養は、血液によって供給されていますので、血流がとだえると、間もなくその箇所から先の細胞は活動できなくなります。

　血流がとだえることで起きる病気としては、心筋梗塞や脳梗塞がよく知られていますが、網膜がこれらの病気と同じ状態になるのが網膜動脈閉塞症です。網膜は光の情報を感知する組織ですから、網膜細胞の活動がなくなってしまうと光を感知できなくなり、視覚が失われてしまいます。

　網膜静脈閉塞症の場合は、血液自体は網膜に届いているため、網膜細胞がすぐに死んでしまうことはないのですが、網膜動脈閉塞症が発症すると、網膜の細胞が虚血のためにすぐに機能しなくなる危険にさらされます。この点が大きな違いです。

　網膜動脈が閉塞する原因は、大きく分けると3つあります。

　1つめは、網膜動脈に動脈硬化が起きて血管の内径が狭くなっている状態で、血圧の変動などをきっかけとして血栓（血液の固まり）が形成されること。2つめは、網膜動脈よりも心臓に近い部位の血管に動脈硬化が起きていて、なにかの拍子にその血管内の栓子（血液や脂肪などの固まり）が血管内壁から剥がれ、網膜動脈内に付着することです。3つめの原因は、網膜動脈に炎症や痙攣が起きたり、あるいは血液成分や血流に変化が起きて、血液の供給が途絶えることです。

　3つの原因のうち、最初の2つはともに動脈硬化が基本にあります。従って、動脈硬化を招きやすい高血圧や糖尿病などの病気がある人は、網膜動脈閉塞症の危険性が高いといえます。

網膜動脈閉塞症の症状は、血管がどの部分で閉塞したかにより異なります。

　網膜の動脈は、眼球の後方にある視神経内を通り、視神経乳頭で枝分かれして網膜全体に広がっています。枝分かれする前の、心臓により近い側の動脈を網膜中心動脈といいます。この網膜中心動脈が詰まると、網膜全体が血液の届かない虚血状態に陥り、網膜の細胞は光を感知できなくなり、視力もなくなります。

　網膜動脈の枝の部分が詰まるのが、網膜動脈分枝閉塞症です。血液が届かないのは血管が閉塞した箇所から先の網膜だけで、それ以外の網膜はそれまでどおりに機能します。

　自覚症状は、虚血部位に相当する部分の視野が欠損します。上半分の網膜が障害されていれば、下半分の視野が遮られます。視力は、黄斑が正常であれば低下しません。このため、視力が1.0もあるのに常に足元が見えないということになります。ただし、黄斑の血流に関係している血管も閉塞すると、視力も極度に低下します。

　ふつうは発症するまで自覚症状は少なく、突然、視力低下・視野欠損が起きます。ときには、発症前のある時期、網膜の瞬間的な虚血によって、ほんの数秒間だけ目の前が暗く感じる一過性黒内障や軽度の頭痛、目の奥の痛みを自覚することもあります。

　閉塞した網膜動脈は、治療しなくてもやがて血流が再開します。しかし、網膜の神経細胞が虚血状態に耐えられる時間は、長くても１時間ほどしかありません。この時間内に動脈が再疎通しなければ、その後で血流が戻っても、もう神経細胞は機能してくれません。つまり、治療は緊急を要します。

　ところが網膜動脈閉塞症は、例えば心筋梗塞の胸痛発作のような強い痛みなどの症状に乏しいため、ほとんどの人は急に目が見えなくなっても、一刻を争う緊急な事態だとは認識しません。眼科受診までに数時間から数日経過してしまい、結果的に多くの例で高度の視力障害が残ってしまいます。

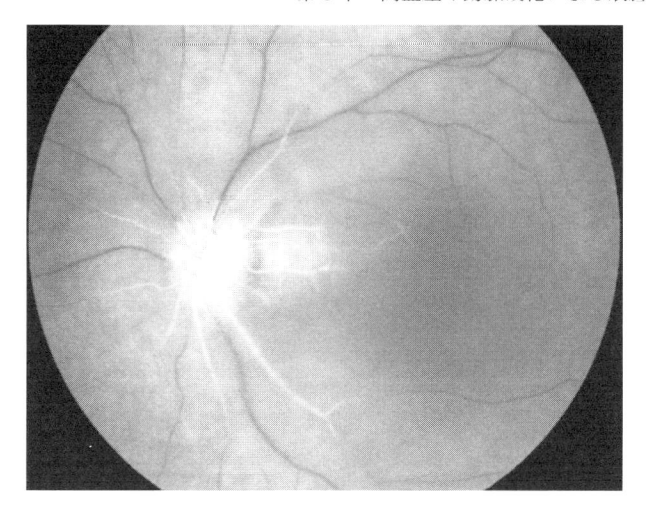

第8章　高血圧や動脈硬化による眼底変化

写真4
網膜中心動脈閉塞症の蛍光眼底写真（注射後1秒ですが、動脈にまだ造影剤が行きわたっていません）。

　この病気は眼科での救急疾患のひとつです。血流を少しでも早く再開させることができれば、より高い治療効果が得られます。眼球マッサージに並行して、心筋梗塞の発作時に使われるニトログリセリンなどの亜硝酸薬や血栓溶解薬、網膜循環改善薬などを使用します。
　さらに、眼圧を下げて血液循環を少しでも良くするために、房水を抜く手術をしたり、低酸素状態を改善するため、高圧酸素療法を行うこともあります。
　このような治療によって、視力回復の可能性は決してゼロではなく、なかには中心動脈閉塞でも正常近くまで回復する人もいます。最終的にどの程度の視力になるかは、発症時の血管の閉塞の程度と、発症から治療開始までに要した時間の長短が左右します。
　網膜動脈閉塞症についていえば、動脈硬化を防止して動脈閉塞

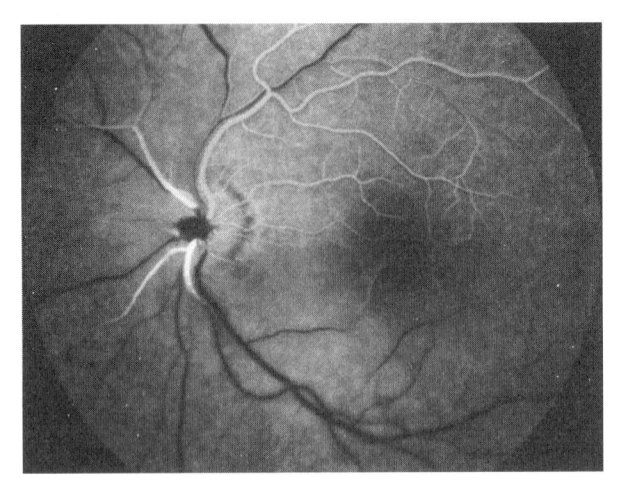

写真5
網膜動脈分枝閉塞症の蛍光眼底写真(下方の動脈が閉塞しているので、造影剤が入らず、黒いままである)。

が起きないようにするのが第一ですが、たとえ動脈閉塞が起きて視野欠損あるいは失明してしまった方でも、閉塞の再発でそれ以上視野が欠けたり、見えているもう片方の眼までが失明したりすることのないように、適切な検査と治療を欠かさずに受けるようにしてください。

# 第9章　糖尿病網膜症

## 1　糖尿病とは

　私たちの体を動かしたり、生命を維持するため、エネルギー源が必要です。このため、私たちの体内でも食べ物の中のぶどう糖が取り込まれ、血中に流れて、エネルギー源として働きます。体内の細胞がぶどう糖をうまく取り込む時に必要とされるのが、インスリンという膵臓から出てくるホルモンです。
　糖尿病とは、このインスリンの分泌が不足したり、効きにくくなって起こる病気です。このような状態では、せっかく摂取したぶどう糖が体内でうまく利用されず、無駄になったぶどう糖が血液中に増加し、糖の濃度が高い状態（高血糖）になります。
　この高血糖状態の血液は、ベトベトして粘度が高いため、慢性的な高血糖が5年、10年と続くと全身の血管、特に細かい血管が障害され詰まっていきます。こうして、細かい血管の多いあちこちの臓器が障害され、網膜症、腎症、神経症といった種々の合併症が出てきます。そして、さらに太い血管まで障害され、心筋梗塞や脳梗塞といった病気も合併します。

## 2　糖尿病患者の急増の原因と悪化因子

　食生活の欧米化やストレスの増加などの環境因子が関係して、日本の糖尿病患者数は、著しい増加の一途をたどっています。
　厚生労働省の調査では、現在、日本での糖尿病の患者数は、740万人で、その予備軍も含めますと、なんと1620万人以上にも上り、

さらに増加を続けています。すなわち、成人の約5.8人に1人が糖尿病かその予備軍と推定されて、今や国民病と呼ばれるほどなのです。

しかも、糖尿病患者数の増加の割合は、この30年間で20倍以上にもなってきているのです。

その原因には、特に食生活の激変が大きく影響しています。かつての野菜や魚を中心とした、一汁三菜といった食文化から、外食産業が盛んになり、食事の傾向は、どんどん欧米化していって肉食中心の高カロリー、高脂肪の食事となり、肥満を招く大きな原因となってきています。

糖尿病は一般的に、遺伝的な要素と環境的な要素の両方が重なり合って、発病すると考えられています。遺伝、過食、高カロリー・高脂肪食、アルコールの多飲、運動不足、肥満、ストレス過多などの危険因子が重なり合って発症します。

また、遺伝については、日本人の約30％もの方が、糖尿病になりやすい体質を持っているといわれています。すなわち、飢餓遺伝子と呼ばれる体質で、人類の発生以来の飢餓との闘いの歴史の中で、ごく少ない摂取カロリー状態でも生き延びるために、体内に脂肪を貯えて太りやすい体質に進化し、飢餓に備える体質になったのです。

しかし、現代の飽食時代でのカロリー過多の食生活や運動不足の生活環境においては、逆に不利益に作用して、軽度の肥満でも糖尿病になりやすい体質ともなり、現在のわが国の糖尿病の激増を招く背景となっているのです。

# 3　糖尿病のタイプ

## (1) 1型糖尿病（インスリン依存型糖尿病）

　かつては若年型ともいわれ、発症年齢は10～20歳代の若い人が多く、インスリンの分泌能力がほとんどないため、インスリンの注射をしなければ健康な生活が送れません。発病は急激で、重症化することが多く、異常なのどの渇き、急激なやせ、尿量増加等の症状が出て発見されます。
　診断がつきしだい、インスリンの注射が絶対必要となります。それに加えて、食事療法や運動療法も併用する必要があります。

## (2) 2型糖尿病（インスリン非依存型糖尿病）

　わが国の糖尿病の大部分は、この2型糖尿病で約95％を占めています。2型糖尿病は、インスリンの分泌量が少ない、インスリンが効きにくい、といった状態に加えて、過食、運動不足、ストレスなどの要因が加わって、ほとんど自覚症状がないまま発症し、徐々に進行していくタイプです。以前は、中年以降に発病することが大半でしたが、現在では若年層にも増加しています。
　2型糖尿病は、食事療法、運動療法を基本にして、血糖のコントロールを図りますが、さらに、内服薬や、場合によってはインスリン注射の併用が必要となります。
　しかしながら、早期には自覚症状が乏しいため、治療を受けている患者さんの数は、約220万人に過ぎません。糖尿病の怖さ（特に合併症の恐ろしさ）が、まだまだ理解されておらず、自分が糖尿病になっているのに気付かない方や知っていても治療していなかったり、中断してしまった方が、いかに多いかを示しています。

# 4 糖尿病の合併症

　糖尿病が怖いのは、糖尿病で高血糖の状態が長く続いた場合におきる合併症です。この中での三大合併症は、網膜症、神経症、腎症です。

　これらの合併症は糖尿病があり、コントロール不良の高血糖の状態が5年以上続くと起こりやすいと言われています。高血糖が持続すると、全身の細い血管が障害され詰まってしまい、その臓器が障害されます。特に、このような細い血管が多い眼底の網膜や腎臓の血管に変化が起こりやすく、視力障害や腎臓障害の原因となります。

　同時に神経障害も認められます。さらに、動脈硬化も招き、免疫力も落ちて感染も起こりやすくなるため、全身にさまざまな形で合併症が現われます。

　神経症は、糖尿病の合併症の中で最も頻度が高く、比較的早期から症状が現われます。手足がしびれる、冷たく感じるなどのほか、よくこむら返りが起こるなどの知覚や運動神経の障害を起こします。さらに進むと、指先などの感覚が鈍くなり、足先が傷ついても気付かずに放置して化膿し、壊疽等ができて、足を切断するといった重大な事態を引き起こすこともあります。また、自律神経も障害され、異常に汗をかくなどの自律神経失調の症状が現われます。

　腎症は、初期には自覚症状がなく、徐々に進行していく糖尿病合併症ですが、あなどって適切な治療を継続せずにいると、やがて腎不全を引き起こし、透析治療が必要となってきます。現在、全国で透析療法が必要な患者さんの約3分の1が糖尿病腎症によるものです。

　最も怖い合併症は、糖尿病網膜症です。この病気は、日本で失

明を含めた視覚障害の原因の第1位を占め、毎年3,000人以上もの方が失明している非常に怖い病気です。

さらに、その大半が青壮年期、いわゆる働き盛りに突然視力を失う中途失明者となり、本人だけではなく、家族など周囲の方々を巻き込んだ負担は大変なものになります。

まさに、後悔先に立たずです。糖尿病網膜症は、3つの段階をたどりながら、じわじわと知らぬ間に進行していきます。

## 5　糖尿病網膜症の分類・症状（図1）

糖尿病網膜症が出てくるには、糖尿病になってから数年から10年くらいかかることが判っています。糖尿病にかかってすぐに眼にくるわけではありませんし、血糖コントロールをしっかりとす

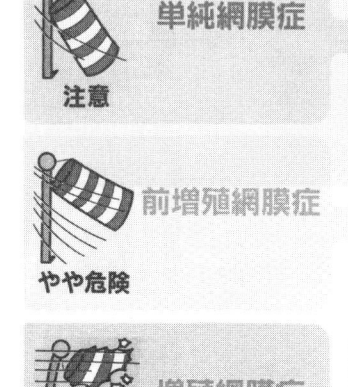

| | | |
|---|---|---|
| 注意 | 単純網膜症 | 内科的な血糖のコントロールが治療の第一です。それとともに止血剤や血管拡張剤などの内服薬を投与して、経過観察を行います。 |
| やや危険 | 前増殖網膜症 | 新生血管の発生を防ぐために「レーザー光凝固術」を行います。この時期を逃さないことが、治療のポイントとなります。レーザー光凝固は入院せずに外来で出来ます。 |
| 危険 | 増殖網膜症 | ここまで進行すると光凝固法での治療は難しく、外科的な硝子体手術が行われます。硝子体の濁りや網膜剥離は60〜70%が治りますが、完全な視力の回復は難しいのが現状です。 |

図1　網膜症の分類と治療法

れば糖尿病網膜症の発生や進行を抑えることができます。

いったん糖尿病網膜症が眼の中で進行を始めると血糖のコントロールを行っていても、眼の症状は多くの場合に進行します。

このため、重症な糖尿病網膜症になって失明したり、失明の危機に迫っている患者さんが、糖尿病患者さんの約20%います。

こうした事態を避けるために、糖尿病の患者さんは、早めに定期的に眼科を受診し、眼底検査を受けることが必要です。

### (1) 単純網膜症（写真1）

網膜の中に小さな出血や白斑（しみ）が現れます。糖尿病による高血糖により、網膜の細小血管が障害され、血管がこぶのように膨れあがる毛細血管瘤、血管が破れて小さい出血を起こす出血斑、脂質分が沈着して起こるしみの硬性白斑が見られます。

このような初期の段階であれば、糖尿病の内科的管理をしっかり行うことで、血糖値を安定させ、眼科でも内服薬を処方して進行をくい止め、網膜の病変を治せる可能性があります。

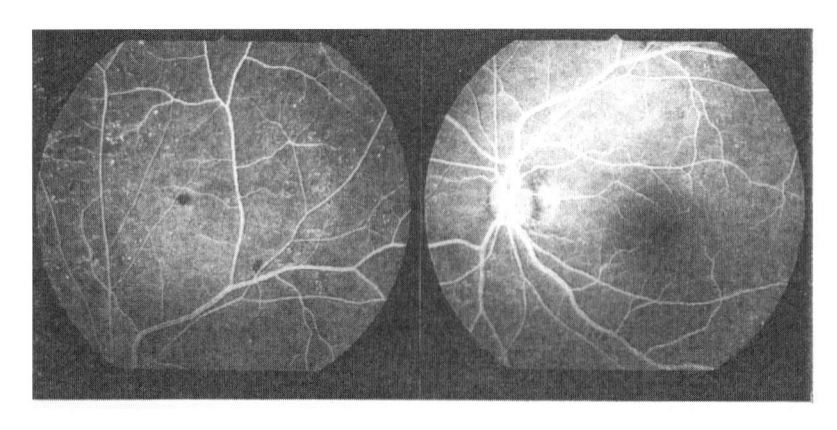

写真1　単純網膜症
右側の後極部には何もないが、その上の部分に出血があるので、左側のように黒い点がふたつみえる。

このような眼底病変が発見された場合、糖尿病はかなり以前から始まっているものと考えられます。
　糖尿病に限らず、眼底検査は眼と体の状態を把握するのに重要な検査のひとつです。体の中で、血管の状態を直接観察する事ができるのは眼底だけなのです。糖尿病網膜症の場合には、小さな眼底出血から始まりますが、この時点では自覚症状が全くなく、どのくらい進んでいるかは、自分ではまったく判りません。
　ところが、散瞳して精密な眼底検査をすると、小さな出血でも判ります。腎臓や手足を動かすための神経などではこれはできません。このように、自覚症状がない段階で病気の重症度を判定し、早期発見・早期治療を行う意味で、症状がなくても定期的な眼底検査は重要な検査なのです。

## (2) 前増殖網膜症（写真2）

　酸素不足のために、網膜の一部に血液が流れない虚血部分が生じて、危険な状態になって行く段階です。糖尿病が放置されたり、

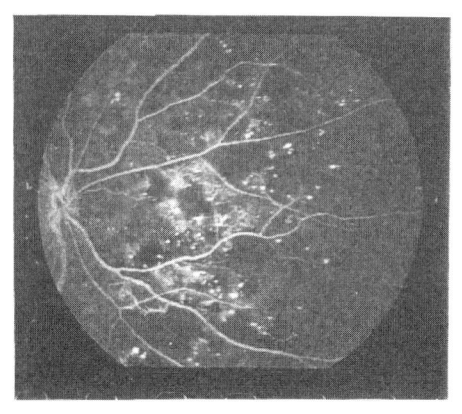

写真2　前増殖網膜症
出血を表わす黒い点状のもの、血管からの色素の漏出を表わす白い点状のものがある。

コントロール不良の状態が長く持続すると網膜症が進行し、網膜の細い血管が詰まり始め、血液循環が悪くなり、網膜が酸素不足の状態になり、軟性白斑という綿花様の白斑が現れます。

その結果、詰まった血管を補おうと、網膜や硝子体に出血を起こしやすいもろい新生血管を造り出す準備を始めます。このために、静脈が異常に膨れあがったり、細小血管の形が不規則になります。この状態を前増殖網膜症と言います。

これを放置すると増殖網膜症に移行しますが、まだ、視力低下等の自覚症状がなく放置される場合も多くあります。

### (3) 増殖網膜症（写真3）

網膜の酸素不足により、新生血管ができ、失明につながって行く最終段階です。つまり、網膜血管の血流障害から酸素不足状態が持続したために、不足した酸素をなんとか補おうとして新生血管と呼ばれる、もろい血管が這うように伸びていきます。

新生血管は、血圧上昇やりきみ、くしゃみや激しい運動等の日

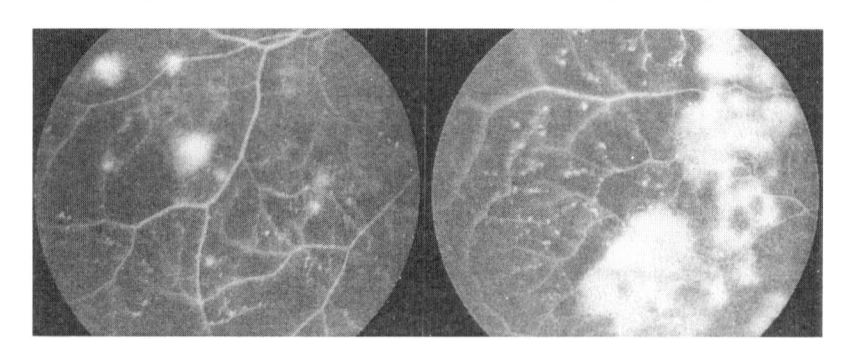

**写真3　増殖網膜症**
左側の左上部の黒い広い部分が無血管野で、白くにじんだ部分は血管からの色素の漏出である。右側は顕著な漏出と、上部には新生血管（白いくねくねした部分）も見られる。

常生活の何気ない刺激でも容易に破れて出血します。新生血管の出血は、網膜の中に止まることなく、網膜の前にある硝子体に広がっていきます。すなわち、透明な水の中に赤いインクを垂らしたように広がっていくわけです。

このため、硝子体出血が起こるとゴマや糸くずの様なものがみえたり、赤いカーテンのように見える症状、いわゆる飛蚊症という症状を起こし、重症例になると目の前に手をかざしても解らないほど、著しく視力が低下します。

さらに、新生血管からの出血が何度も起きると網膜と硝子体の間に本来無かった増殖膜という新生血管を支える繊維の膜ができてきます。この膜が収縮すると網膜が引っ張られ、網膜剥離を起こすのです。網膜剥離が眼の中の中心の黄斑に及ぶと視力が著しく低下して失明に至ります。

さらに後に述べる、新生血管緑内障も発生してきます。ここまでくると、非常に重症で視力回復が難しく、硝子体手術をしても重い視力障害を残す危険性が著しく高まります。

このように、単純網膜症、前増殖網膜症の段階では、ほとんどの例で視力障害等の自覚症状がありません。視力障害がないために安心して、眼の状態が非常に深刻な状態に陥っていることを自覚しないで、急激な視力低下等が発生して、あわてて治療を開始しても手遅れとなり、視力障害を残すことが多くなるわけです。

このように、視力の良いうちから、眼科医による定期的な眼底検査と治療を継続され、こうした手遅れによる失明を未然に防止することが重要なのです。

## 6　糖尿病網膜症の治療

網膜症の病期判定に一番重要なのは、定期的な眼底検査です。さらに、前増殖網膜症の状態や増殖網膜症への進行の状態を詳し

く調べるのに有用な方法として、蛍光眼底撮影検査という方法があります。

　これは、網膜の血管の異常を調べるため、造影剤を静脈注射した後、眼底撮影を行う検査です。これによって、網膜の虚血部位、血管の弱さや新生血管などが判明し、治療方針の決定に有用なのです。写真1、2、3に各時期の蛍光眼底撮影の結果を示します。

### (1) 単純網膜症の治療

　単純網膜症の段階なら血糖をきちんと管理し、血液の状態が高血糖による高糖度の状態となって、細小血管が障害されるのを防止することが大切です。血糖コントロールをしっかり行うことで、いったん発生した軽度の網膜の出血が自然に消退することもあります。

　初期の網膜症が起こる原因は、高血糖による血流障害ですので、その血流を改善するため、血管を広げる作用のある網膜循環改善剤や止血・血管補強剤の内服薬を用いることもあります。

### (2) 前増殖網膜症の治療（図2）

　このような状態を放置しておくと、単純網膜症が進行し、出血や白斑等が増加して、前増殖網膜症に移行していきます。前増殖網膜症にまで進行した場合には、蛍光眼底造影検査を行います。そして、眼科的な治療としてレーザー網膜光凝固術（165頁参照）を行います。

　網膜にレーザーを照射して、虚血状態になっている網膜の細胞を凝固し、そこからの新生血管の発生を防ぐことができるのです。また、出血や白斑がある場合は、それらを吸収させることも出来ます。実際、前増殖網膜症の時期にこの治療を行えば、患者さんの約80％の視力障害を防止し、失明を予防することができますが、すでに前増殖網膜症の後期、または増殖網膜症に進行した場合の

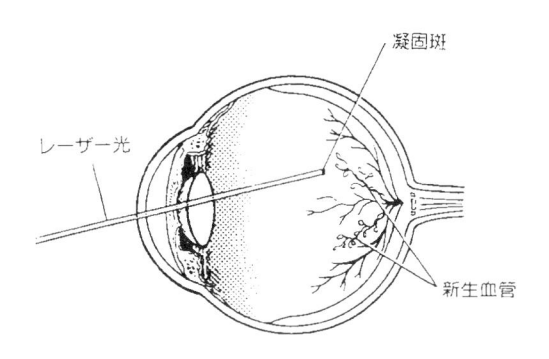

図2　レーザー光凝固の原理

光凝固の有効率は、50〜60％に低下しますので、やはり早期発見と早期治療が大切なキーポイントとなります。

　眼科医から、病状について十分な説明を受け、光凝固の必要性について指示されたら、早めに受けることが大切です。この光凝固は、外来ででき、点眼麻酔だけで、1回15〜30分程度です。写真のフラッシュのようなものが、1回に数百回眼にあたり、非常にまぶしいですが、強い痛みはなく、安全に行えます。網膜症が進行した場合には、治療の範囲が広いため、3〜4回に分けて行われる場合があります（写真4）。

　このように、前増殖型や増殖型前期において失明を防ぐためのもっとも有効な治療は光凝固治療です。これは、出血しやすい新生血管が出てくるのを抑えたり、すでに出てしまった新生血管を消退させる治療法です。

　決め手は、やはり早期治療で、定期的な眼底検査を受けて、適当な治療の時期に行うことが最も大切なのです。この治療は失明防止のための治療なので、白内障手術とは違って視力を向上させるものではありません。しかし、将来の安定した視力を確保し、失明を防止するために最も大切な治療なのです。

図3　硝子体手術

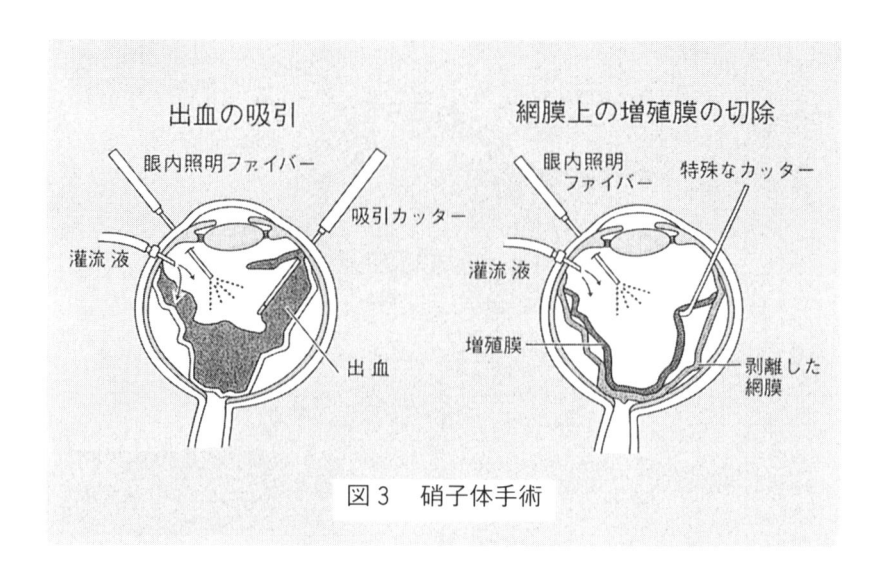

### (3) 増殖網膜症の治療

　増殖網膜症の段階では、レーザー光凝固術に加えて、硝子体手術（図3）が必要となります。すなわち、増殖性網膜症が進行し、レーザー光凝固では治療できず、硝子体出血や網膜剥離が発生した場合、光凝固法とは別に硝子体手術が必要となるのです。

　これは、新生血管の周囲に発生した増殖膜が収縮して、網膜を引っ張って網膜剥離を起こしたり、新生血管を引きちぎって硝子体出血を発生したりするからです。

　図3に硝子体手術について書きましたが、眼球内部の圧力を保つために、眼内液に近い成分の液体である灌流液を注入しながら、吸引カッターで硝子体内の出血を吸い取ります。眼球内部は暗いので、照明ファイバーで照らしながら手術をします。その後に新生血管の原因となっている網膜をレーザー光凝固します。

　網膜剥離が発生している場合には、特殊なカッターで増殖膜を切除し、増殖膜に引っ張られて剥離していた網膜を元に戻します。剥離の原因となっている網膜裂孔があれば、レーザー光凝固を裂

孔周囲に行い、出血や剥離の発生を予防します。

　この手術は、成功しても矯正視力が0.5以上に回復する例は、4人に1人程度です。ここでも成功率に大きな影響を及ぼすのは、やはり早期治療です。症状が比較的軽い、増殖型網膜症がこじれていない段階で手術をすると、成功率が高く、視力も改善することが可能です。

　しかし、網膜症がひどくなってから手術した場合は、成功率は60％以下にまで下がってしまいます。そして、大半は矯正視力でも0.1以下で、自分の身の周りのことがやっと出来るといった視力に止まってしまう場合が多いのが実情です。さらに、費用もかかり、入院期間も長く、片眼で1週間から1ヵ月近くかかる場合もあります。

　このような硝子体手術を受けるようにならないように、早めの治療を受ける重要性を痛感します。

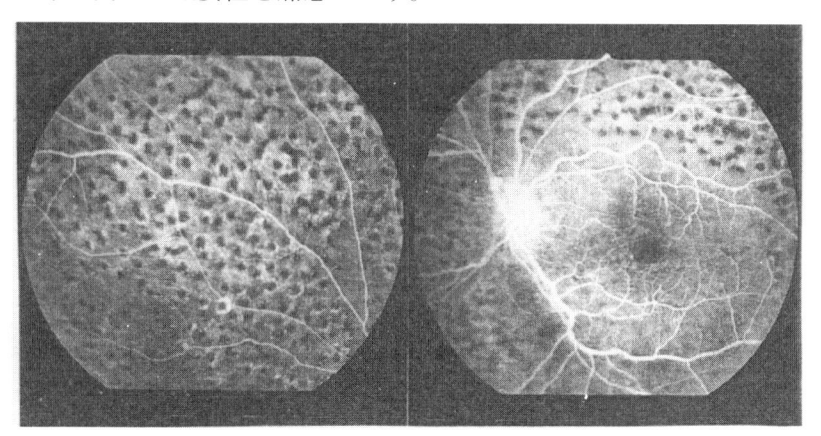

写真4　汎網膜光凝固の施行後
　右側は中心部（後極部）で、乳頭と黄斑の周囲すべて光凝固されている。黒い点が光凝固のあとである。左側は少し上にいった所でびっしりと光凝固のあと（黒い点）が見える。

## (4) 新生血管緑内障の治療

　糖尿病性網膜症に関連して最も恐ろしい合併症が、新生血管緑内障です。糖尿病によって網膜の血管がつまると、網膜の神経は酸欠状態になります。この酸欠状態が眼球の前側の方にまで波及すると、虹彩や毛様体という場所に新生血管がでてきます。

　これは出血しやすいばかりでなく、隅角という眼の中の水の出口を閉塞させ、眼圧が上がって緑内障になります。この新生血管緑内障は、神経が高い圧力に負けて障害され、視野が狭くなり、失明をももたらすことの多い、恐ろしい合併症です。

　新生血管緑内障では眼圧を下げるために、さらにレーザー光凝固を追加したり、緑内障手術をしたりしますが、反応が悪く眼圧が高い状態が続くことが多い失明間際の緊急事態なのです。

## (5) 糖尿病黄斑浮腫の治療

　糖尿病網膜症に伴って、網膜の中で最も視力に大切な中心部分である黄斑部という部分が障害され、むくみ（浮腫）を発生し、視力が低下する病気を糖尿病黄斑症と言います。糖尿病網膜症の方の中で、黄斑症の起きる割合は約10％程度ですが、特に増殖網膜症の場合には8割近くが合併します。

　糖尿病黄斑症の治療も血糖のコントロールが大切ですが、すでに浮腫があらわれた状態では、その周囲を局所的にレーザー光凝固で治療します。しかし、光凝固により、かえって黄斑部の浮腫が増加してくることもあり、特殊な場合以外、あまり行われなくなりました。

　このため、黄斑浮腫の原因となっている硝子体膜を網膜から剥がす、硝子体手術が必要な場合もあります。また、対症療法として、特殊なステロイドホルモンの薬剤を眼球に注入して、浮腫を引かせる方法もありますが、効果が一時的であり、まだ、その有

第9章　糖尿病網膜症

効性については、その評価が確定していません。

### (6) その他の合併症（図4）

その他にも糖尿病による眼の合併症が多くあります。通常の方より、白内障が早めに進行してくることがあります。

また、白内障の進行に伴い近視が進行したり、また、老眼が早く出てくる屈折調節異常が起こりやすくなります。また、虹彩炎という眼の中の炎症を起こしたり、眼球運動が障害される眼筋麻痺によって、急に物が二重に見えたり、眼の動きが悪くなる病気も発生します。

比較的頻度が低いのですが、眼球の周囲の血管の障害により、虚血性神経症という高度の視力障害を残す病気や、角膜の表面が障害される糖尿病角膜症などがあります。

このように、眼のどの部分をとっても糖尿病におかされない組

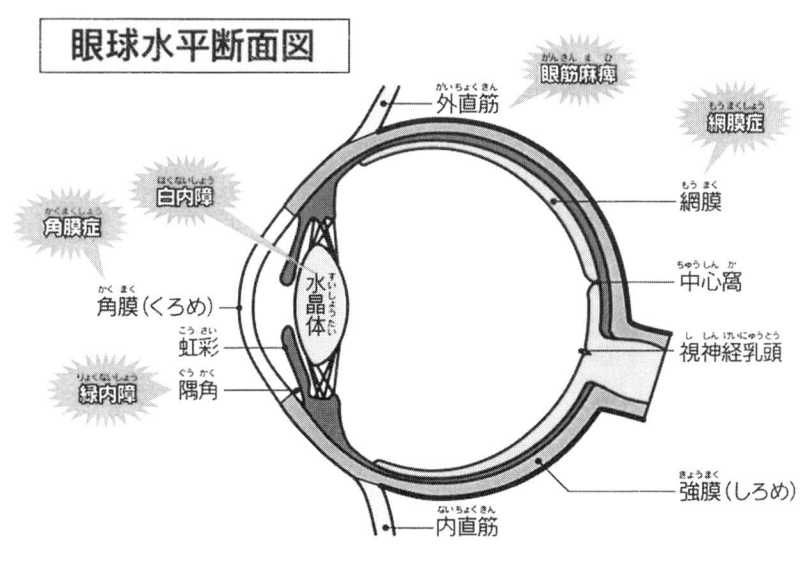

図4　糖尿病の合併症

織は無いと言ってよく、それぞれの病気に対して適切な治療が必要となります。働き盛りで暇もなく、眼科受診もつい遠のきがち、食事も不規則になりやすい方ほど、取り返しのつかない状態になりやすいものです。

　内科医と眼科医の指示をしっかり守り、病状の進行を早期にくい止めて、よい視力を守るには、患者さん自身の自己管理が最も大切です。

　眼が見えていればよいと思わず、見えているうちに処置が必要な場合が多いわけであり、眼科医の指示に従って、しっかり通院を継続なさるよう望みます。これはひとえに患者さんのためです。ぜひがんばって治療を続けてください。

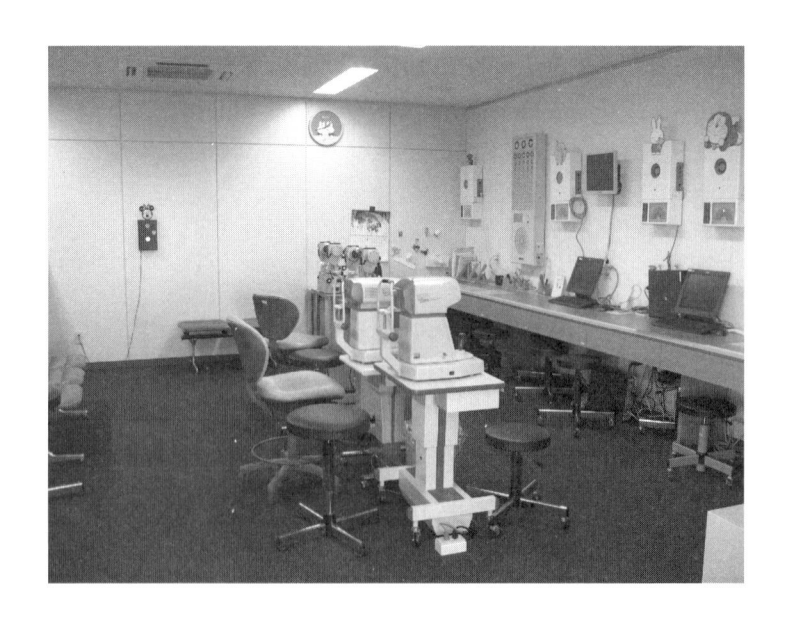

# 第10章　光凝固

## 1　光凝固とは

　光凝固とは、光線を使って眼科疾患の治療をすることです。レーザーとは、誘導放出による光の増幅現象（Light Amplitication by Stimulated Emission of Radiation）という英単語の頭文字をとって作られた略語です。

　非常に大きいエネルギーを短時間で発生する方法で、放出による光の波長は、紫外線～可視光線～赤外線に及びます。新しい装置が次々と開発され、治療困難であった眼科疾患が治療可能となりました。

　目の成人病の治療に、光凝固が駆使され、世界でも多くの人々の失明を防いできました。この光凝固治療は、非常に小さい光を瞬間的に出すことが出来て、現在、以下に述べるような数多くの病気の治療に利用されています。

　この治療は、痛みはまずなく、通常数十分で終わります。

　レーザーの種類は、眼底など網膜の治療として、はじめからアルゴンレーザーが使用されており、その後、青、緑色光で凝固時間が自由に選べるクリプトンレーザーが登場し、合併症を防止しています。また、黄～赤色光へも変換可能なマルチカラーレーザー、さらに、半導体を活性化してより安定化したエネルギーパワーを出すダイオードレーザーと、次々と開発され、より安全で効果的な光凝固治療が可能となりました（図1）。

　近年では、後発白内障や緑内障などを治療する赤外部光線を発するヤグレーザー、紫外部光線を発して、角膜混濁や近視などを

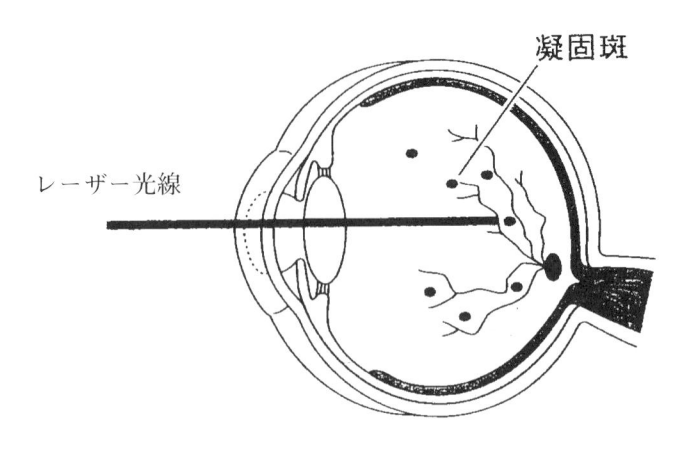

図1　レーザー網膜光凝固術
網膜にレーザーを当て、小さなやけど（凝固斑）
をつくることによって、眼の病気の治療をする。

治療するエキシマレーザーも眼科治療に使用されています。

## 2　対象疾患

### (1) 網膜裂孔・網膜円孔・網膜変性（写真1）

　網膜に裂孔や円孔などの孔があいた場合や、孔の前段階である組織の薄い所（変性巣）にレーザーを当てるものです。いずれも網膜剥離の原因となるもので、早期に光凝固することにより、網膜剥離への進行を高率に予防することができます。

　治療法は、レーザー光線を網膜裂孔、円孔および変性巣の周囲にあて、熱凝固作用により網膜を脈絡膜に押しつけた状態でのりづけする治療です。

　しかし、すでに網膜剥離が広範囲に拡がっている場合には、光凝固治療は無理で、外科的な手術が必要になります。このため、

第10章　光凝固

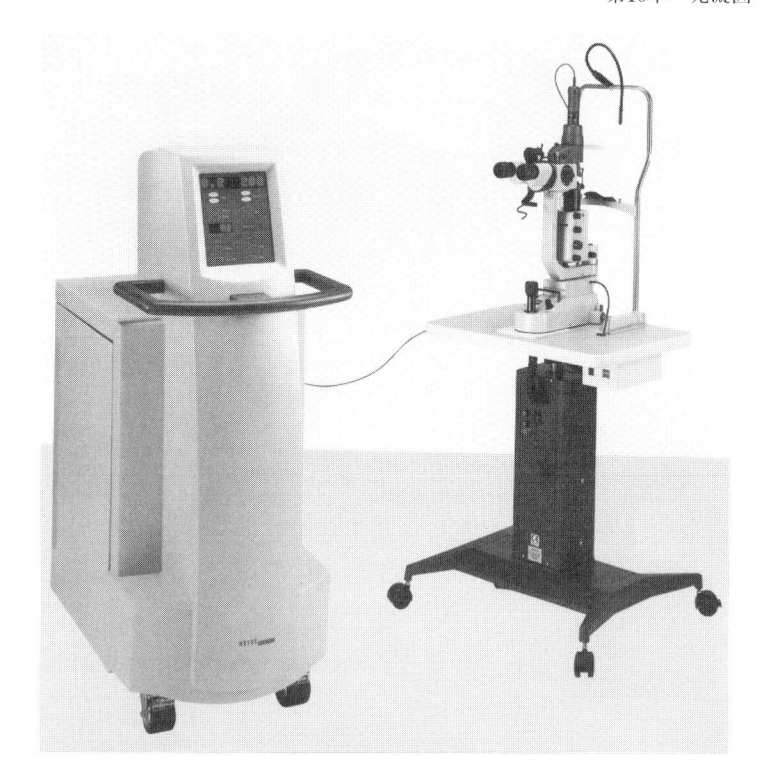

写真1　網膜光凝固の装置

早期発見と早期レーザー治療が非常に大切なのです。

　また、網膜剥離などの手術の時にも、網膜下液を排液してから、裂孔、円孔の周囲を凝固する時に使用します。

　さらに、眼内レーザーといって、硝子体手術時に硝子体内に細い管を入れて、レーザーを発振するという治療も行われています。

(2) 糖尿病網膜症（153頁参照）

　糖尿病網膜症では、網膜の血管が障害を受けて、出血や白斑な

どが眼底に起こります。さらに状態が進むと、網膜の血流障害から酸欠状態となり、不足した酸素を補おうとして、新生血管と呼ばれる弱い出血しやすい血管が発生します。

　この新生血管が発生すると、糖尿病網膜症が増殖型へ進行し、日常生活の何気ない刺激でも新生血管が破れて、硝子体出血を発生したり、また増殖膜という病的な組織が収縮して、網膜剥離を起こしてきます。このような、糖尿病網膜症の進行を抑える治療として、ほとんど唯一といってよい治療法が光凝固で、適切な時期に遅滞なく実施することが最も大切です。

　網膜症がやや進行した段階の前増殖期になったら、光凝固を行うことが望ましく、この時期に適切な光凝固を行えば、進行を抑えることが出来ます。つまり、新生血管が発生する前の前増殖期の段階で光凝固を実施することが大切で、手遅れにならない光凝固治療が必須です。

　そして、すでに増殖型となり、硝子体へ向かって新生血管が出始めている増殖型前期の場合も、光凝固治療が有効ですが、さらに進行悪化した増殖型後期では、光凝固よりも硝子体手術が主な治療法となり、難治な場合も多く、やはり早期発見と早期治療が最も大切です。

　一般的な光凝固の方法として、糖尿病網膜症の光凝固は、部分的に病巣を凝固する局所光凝固法と、網膜全体を照射し、血管の障害で起きた網膜のむくみを軽減し、さらに網膜内での酸素需要量を抑制するという汎光凝固法があります。

　汎光凝固法は通常3～4回程に分けて、1回に数百発程度照射します。この光凝固の時期が遅れると失明にもつながりますので、眼科医の指示を守り、遅滞なく治療を受けて下さい。

(3) 網膜静脈閉塞症（139頁参照）
　網膜の静脈が圧迫されて起こる眼底出血で、出血範囲にもより

ますが、出血が吸収されるまでに、半年や1年かかる場合も多いのです。

　この網膜静脈閉塞症に対して、出血の吸収促進や、黄斑部の浮腫の軽減を図り、さらに、もろくて弱い出血しやすい新生血管が発生して、硝子体出血や新生血管緑内障の合併による視覚障害を防止するために光凝固が行われます。

　うまく奏効すると、視力が改善し、治療期間も短縮されるのですが、一度大出血が起きたり、放置期間が長いと、なかなか思うようにいかず、視力回復が遅れることもあります。あせらず気長にじっくり治療することが肝要です。

　最近ではレーザー光凝固の効果について、疑問がでてきて、一時よりも行われなくなりましたが、無血管野（血管のない場所）や新生血管のある場合には有効です。

### (4) 加齢黄斑変性（115頁参照）

　網膜の中心の黄斑部に新しい血管が発生してきて出血しやすくなり、視力が低下する病気で、近年平均寿命の延長とともに、高齢者に増加しています。

　治療の目的は新生血管を消退させ、黄斑部の出血やむくみを軽減させて、さらなる視力低下を抑え、そして、少しでも視力を回復させることにあります。

　治療法は新生血管の位置によってかわってきます。

　第1として、新生血管が黄斑部の中心から離れている場合は、新生血管をレーザーで凝固する光凝固治療が、治療の第一選択になります。

　この治療は施行後、ものを見ようとするすぐ近くに暗点が残ることもあり、また再出血して、かえって視力が悪化する場合もあります。ただし、視力が悪くなっても、病気の進行を止め、失明を防止するために、やむをえずあえて光凝固をする場合もあるの

です。

　第2としては、新生血管が中心窩に近い場合は、以前は根治の方法がありませんでした。しかし近年、新しいレーザー治療（光線力学療法）が登場してきました。これは特定の波長のレーザーだけに反応するビスダインという薬を静脈から注入した後、病変部に弱いレーザーをあて、新生血管を潰す方法です。

　すでに、2004年5月から、中心窩に新生血管を伴う加齢黄斑変性に対してのみ健康保険が適用されています。新しいレーザーでは、新生血管が中心窩にあっても、正常な視細胞にはほとんど影響を与えず、新生血管だけを潰すことができます。

　ただし、このレーザーの治療を行って、数ヵ月すると、新生血管が再び発生することがあり、その場合は、再度同じ治療を行います。このレーザー治療においても、早期発見による早期の治療が鉄則で、手後れになるほど、その効果が減弱します。

　一般に早期病変の場合には、レーザー治療を繰り返すと、徐々に新生血管の勢いがなくなり、最終的に新生血管が発生しなくなることが多いのです。

　このレーザー治療で用いられる薬は、血流に乗って全身に行き渡ります。この薬は光に反応するので、強い日光に当たると副作用としてやけどがおこってきます。このため、初回の治療後約2日間は、強い日光を避けるため、2日以上の入院が必要です。また、それ以降もしばらくは、濃いサングラスやツバの広い帽子を装用し、長袖の服を着て直射日光に当たらないよう注意することが必要です。

### (5) 新生血管緑内障 (162頁参照)

　糖尿病網膜症、網膜静脈閉塞症などで、網膜の血液循環が悪くなり、酸素不足の状態が続くと、新生血管といって、弱い、もろい、出血しやすい血管が、網膜さらに眼の前方の虹彩、隅角など

に出てきて眼の中の水の流れが妨げられて、著しく眼圧が上がります。

　これを新生血管緑内障といい、早急に網膜に広範囲の汎光凝固を行うことで、眼内の酸素需要量が減少して、新生血管が消失し、眼圧も下がる場合もあります。

　しかし新生血管緑内障が発生するという状態は、もうすでに病気がかなり進行した重篤な状態なので、光凝固をしても、眼圧が再び上がることが多い失明間際の緊急事態です。

　このため、糖尿病網膜症や網膜静脈閉塞症の患者さんは、定期的に眼科医を受診し、手遅れにならないように治療することが望まれます。

### (6) 中心性脈絡網膜症

　40歳代から50歳代の男性の片眼に起こることが多い病気で、網膜の中心部である黄斑部にむくみが出て、ものがゆがんだり、暗く見えたり、小さく見えたりします。

　蛍光眼底撮影により判明したむくみの原因になっている漏出点の部分に、レーザー照射が可能な場合は、光凝固をすると早く治すことができます。

### (7) 緑内障 (61頁参照)

#### 隅角光凝固(ＬＴＰ)

　緑内障のある種の型（開放隅角緑内障、嚢性緑内障）に対して、隅角光凝固術というレーザー治療が行われます。これは房水の出口である隅角部に光凝固を行って、眼圧を下降させるという方法です。

　最近の朗報として、選択式レーザー線維柱帯形成術（SLT）という最新のレーザーによる緑内障専用の光凝固治療法が開発されました。

この治療は、手術とは違って、無痛で、かつ数分間程度の短時間で外来診療時に行えます。
　また、この選択式レーザー線維柱帯形成術（SLT）では、従来のレーザーの4千分の1という超低エネルギーで治療でき、合併症の心配もほとんどなく、健康保険も適用され、患者さんの費用負担も従来の隅角光凝固と変わりません。

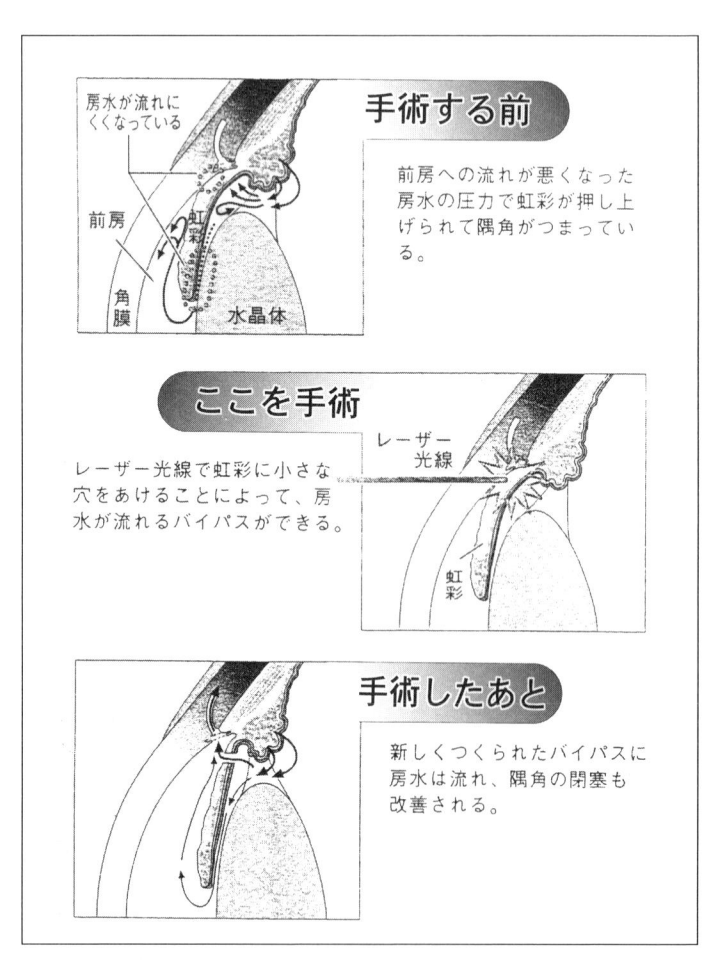

**手術する前**
前房への流れが悪くなった房水の圧力で虹彩が押し上げられて隅角がつまっている。

房水が流れにくくなっている
前房
角膜
虹彩
水晶体

**ここを手術**
レーザー光線で虹彩に小さな穴をあけることによって、房水が流れるバイパスができる。

レーザー光線
虹彩

**手術したあと**
新しくつくられたバイパスに房水は流れ、隅角の閉塞も改善される。

図2　レーザー虹彩切開術

## 虹彩光凝固（レーザー虹彩切開術（LI））（図2）

閉塞隅角緑内障及び狭隅角緑内障の発作時、または緑内障発作予防にレーザー虹彩切開術が行われます。レーザー虹彩切開術は虹彩の端に小さな孔（房水の流れるバイパス）をつくることにより、前房と後房の流通をよくする手術です。

緑内障発作のときには、できるだけ早く眼科へ受診して、適切な治療を受けることが大切です。まず、マンニトールなどの高浸透圧剤の点滴治療で眼圧を下げ、またピロカルピン点眼で縮瞳させ、眼の状態を安定させてからレーザー虹彩切開術を行います。

また、狭隅角で、急性緑内障発作を起こしそうな眼に対しても、その予防として、レーザー虹彩切開術を行うことで、緑内障発作の予防が可能となります。

こうしたレーザー虹彩切開術の普及により、最近は、狭角隅眼の緑内障発作の発生が減少しています。慢性化しないうちに、レーザー虹彩切開術を行うことが大切です。

ただし、角膜の内皮細胞の数が少なかったり、変性があったりして、角膜内皮細胞の状態が悪い眼の場合には、レーザー虹彩切開術の実施を慎重に検討します。

### (8) 後発白内障（58頁参照）（写真2）

白内障手術後、数ヵ月～数年して、また、まぶしくなる、目がかすむなどの視力低下症状が発生することがあります。これは、後発白内障といわれるもので、手術の際に残しておいた水晶体の後嚢が濁ってきて起こります。

後発白内障は手術の必要がなく、ヤグレーザーを使って簡単に、痛みもなく濁りを除去すると視力はすぐに回復します。外来で数分間で治療でき、入院の必要もありません。

写真2　ヤグレーザー装置

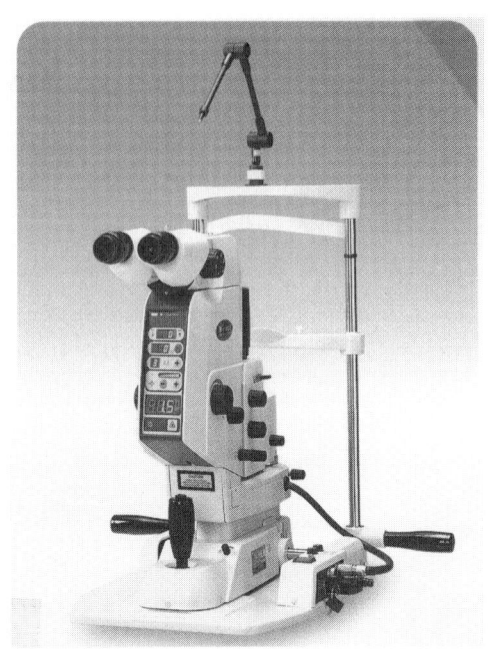

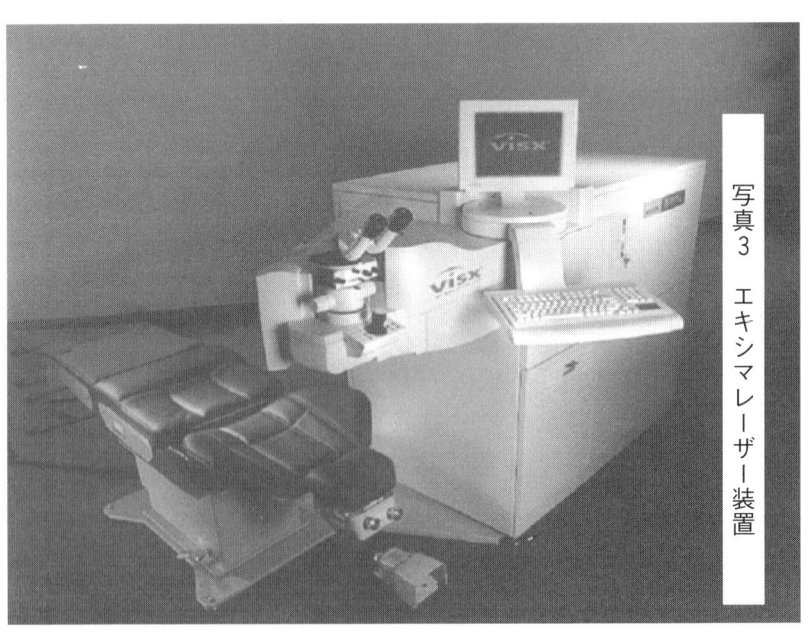

写真3　エキシマレーザー装置

(9) 角膜疾患・近視などの屈折異常（写真3）

　最近になって、新しいレーザーであるエキシマレーザーが開発され、眼科でも使われてきました。

　このレーザーでは角膜の表面を削り取ることができます。角膜の表面が濁っている人では、その混濁を除去することにより、再び透明な角膜にすることができるのです。

　近視などの屈折異常に対する治療として最近注目されているのが、エキシマレーザーを使用してのLASIK（Laser in situ keratomileusis）です（図3）。マイクロケラトームという鋭い刀で角膜表面を切ります。

　全部切り取らないで一部残して、フラップを作ります。その後にエキシマレーザーを照射して、角膜中央部を削って、近視、乱視、遠視の度数を減少させます。

　その後、フラップを元に戻すと、フラップはすぐに接着します。フラップを元に戻してしまうので、痛みは少なく、視力は早く回復します。従って、両眼を同時に手術することが可能です。しかし、高度な技術が必要です。健康保険の適応がないので高価です。

## 3　患者さんへの注意事項

　レーザー光凝固をする時には、外来での診察時のように、細隙灯顕微鏡にあごをのせて頭部を固定し、麻酔薬を点眼してから、診療用のコンタクトレンズを眼の表面に付けて、目的に応じた治療を行います。光凝固中は、眼の位置の指示があるので、その通りにして下さい。

　眼の病気にもよりますが、15～30分以内で終了します。光凝固中、軽い痛みや、圧迫感がある場合もありますが、特に強い不快感はないのでご安心下さい。

　この治療は、加齢黄斑変性に対する光線力学療法以外は日帰り

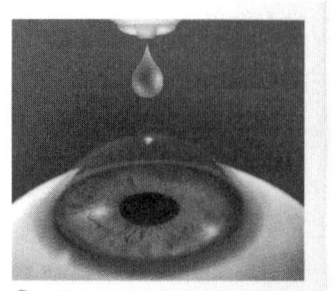

① 手術の前に点眼薬で麻酔します。

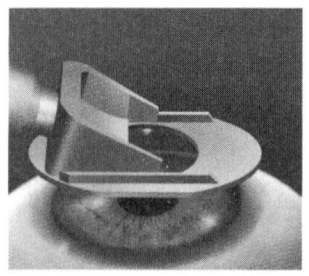

② マイクロケラトームで角膜の表面を削り、フラップをつくります。

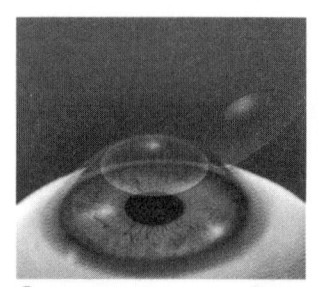

③ フラップをめくります。

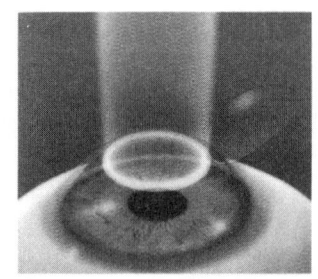

④ エキシマレーザーを照射して、近視や乱視を治します。

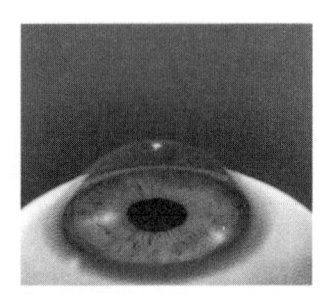

⑤ フラップを元にもどして、自然に接着させます。

図3　屈折異常矯正手術（LASIK）

で、家に帰ってからは普通にテレビを見ても、本を読んでも構いませんが、いつもより安静を心がけた方が良いと思います。

当日はシャワー程度にします。治療後に眼が充血したりすることもありますが、心配ありません。

ただし、光凝固後の通院は、必ず指示通りに行い、内服薬、点眼薬なども眼科医の指示を守ることが大切です。

レーザー光凝固治療は、健康保険の適応となっている場合がほとんどですが、レーザー光凝固治療装置の機械が著しく高価であり、また精密な機械を使用し、高度な技術を必要とする治療なので、健康保険点数もかなり高額となります。

治療費用に関しては、光凝固の治療内容により異なるため、実施前に担当者から説明をお聞き下さい。このように、レーザー光凝固治療は患者さんの自己負担費用が高いのが唯一の欠点です。特に、加齢黄斑変性に対する新しい光線力学療法は、はじめは3日間の入院ですが、その入院料が6万円、検査が1万円、ビスダインという薬が18万7千円、レーザー光凝固が18万1千円で合計43万8千円です。それぞれの患者さんの費用は、一部額負担によりますが、一割で4万4千円、二割で8万8千円、三割で13万2千円となり、特に高額になります。

しかし視力障害や失明を防止するために必須な早期の治療法です。放置せず適切な時期にこの治療を受けることで、失明を防止でき、治療期間を短縮したり、後遺症を最小限にできる効果があります。是非手遅れになる前にこの治療を眼科医とご相談下さい。

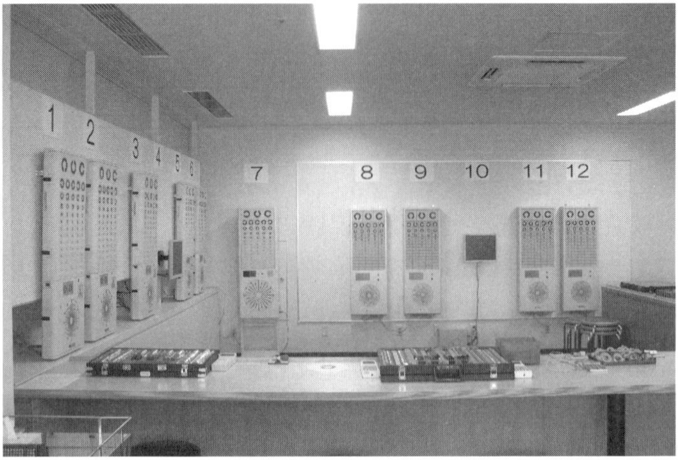
1
2
3
4
5
6
7
8
9
10
11
12

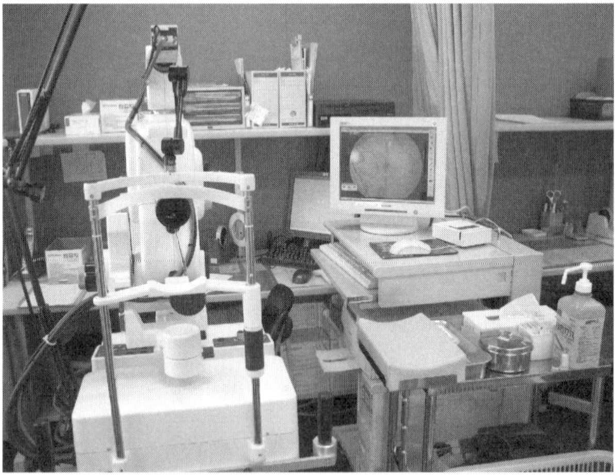

# 第11章　眼に出る症状と病気

　本章では、眼の成人病だけでなく、眼に症状が出たら、どんな病気を考えたらいいのかを、症状別に述べます。

## 1　眼がはれる

　一般に眼がはれるといいますが、これは詳しくいうと、眼瞼（まぶた）がはれることを指します。眼瞼の病気のとき、眼瞼の周囲の組織の病気のとき、あるいは全身の病気の一症状として眼瞼がはれます。よく見られる病気について述べます。

### (1) 麦粒腫（ものもらい）

　麦粒腫は、眼瞼の中にある脂肪を分泌する腺に、細菌が繁殖して起きる炎症で、一種のおできです。初めは眼瞼の一部分が痒かったりするだけですが、しだいに赤くなり、はれてきて、痛みも出てきます。

　このはれは、ついには眼瞼全体におよんで、痛みも激しくなります。少しすると、はれている部分の中央が黄色く、つまり化膿してきます。そして発病後4～7日で自然にうみが出て、治癒します。

　放置しておいても、このような経過で治癒しますが、初期に抗生物質を内服すると、化膿しないで吸収されることもあります。うみがたまって痛みが強いときには、切開します。

## (2) 霰粒腫

霰粒腫は瞼板腺（けんばんせん）という脂肪を分泌する腺がつまったために起こります。眼瞼の中に球状のしこりを触れます。麦粒腫と違うところは、はじめから痛みもしないし、赤くもならないことです。

長い経過をたどり、ふつう数ヶ月の間に徐々に大きくなり、遂には皮膚や眼瞼の裏側に破れて、内容が出てしまいます。また自然に吸収されて、消失してしまうこともあります。時に麦粒腫のように眼瞼全体がはれることがありますが、強い痛みはないし、しこりを触れるので鑑別できます。

治療も麦粒腫と違います。小さい時には、そのままにして様子を見ていいのですが、大きくなってきたら眼瞼の裏から切開して、内容をかき出します。放置しておいて皮膚に破れると、傷になることがあるので、適当な時に切開した方がいいでしょう。

## (3) 眼瞼の周りの組織の炎症

眼瞼の周囲、例えば、結膜（しろめ）、角膜（くろめ）、涙のう（鼻の根もとにある涙のたまるふくろ）の炎症の時には眼瞼がはれます。例えば、重症の流行性角結膜炎（はやりめ）や角膜ヘルペスなどです。

この時には、眼瞼のはれよりも、結膜や角膜の症状、痛みとか充血などが強くあるのでわりと簡単に見分けられます。眼瞼は全体が一様にはれあがり、なかなか眼をあけられないのがふつうです。原因となっている病気を見つけてその治療をします。

また眼全体、あるいは眼球の奥の方にある部分の激しい炎症の時には、眼瞼にも、それが波及してはれます。全眼球炎とか眼窩蜂窩織炎などがそれで、前者は眼球内部の炎症ですから視力が低下します。

眼球は正面以外を骨で囲まれた箱の中に入っています。その箱の中の炎症を眼窩蜂窩織炎といいます。これは眼瞼だけでなく、その周りが全体的に強くはれて痛んできます。
　抗生物質の内服を中心に治療しますが、場合によっては手術となります。

### (4) 全身の病気の一症状としてのはれ

　腎臓病や栄養失調などの時に眼瞼全体がはれることがありますが、この時には充血や痛みなどの症状がありません。
　またアレルギーとか、化学物質の刺激で、さらに虫にさされてはれることもあります。原因を追究してその病気の治療をすると、眼瞼のはれも消失します。

## 2　眼脂（めやに）が出る

　健康でまったく眼に異常がない人でも少量の眼脂はあります。大量に出て、朝、上下の眼瞼がくっついて、すぐにあけられないなどという時には、まず結膜炎が考えられます。この結膜炎もいろいろな原因で起こります。
　最近、特に多く、伝染力が強く問題なのは、ウイルスによる流行性角結膜炎です。この病気は接触感染であり、感染してから５〜７日間位で、結膜炎が起こります。
　この病気では眼脂は割合と少なく、かえってまぶしかったり、涙が出たりという症状が強いのです。結膜は充血して、むくんできて、どろんとした眼になります。
　しばらくすると角膜に混濁がでてきます。結膜炎のほうは２週間位で治りますが、角膜の混濁は早期に適切な治療をしないと、数ヵ月から１年も残って、時には視力を低下させることがあります。
　この病気にかかったら、家族や学校、勤務先の人に伝染させな

いようにするべきです。涙をふいたハンカチやタオルを他の人が使用しないことはもちろんのこと、洗面器も専用のを作り、また眼にふれた手は、すぐに石けんでよく洗うようにしなければなりません。

　治療としては、原因がウイルスなので、特効薬はありませんが、抗生物質やステロイド剤の点眼をします。感染したと思ったら、直ちに眼科医にかかって治療を受けないと、角膜の混濁が残って、経過が長くなります。

　アフリカのガーナで始まって、1971年に日本に上陸した新しい型の結膜炎に、急性出血性結膜炎があります。これは感染して１～２日という短時間で結膜の充血を起こしますが、球結膜下出血（183頁参照）を起こすのが特徴です。

　つまり、しろめの血管の拡張のため全体が赤くなっていますが、これに加えて、赤インクを落としたような出血もまざります。眼瞼のはれや涙、眼脂も出ますが、わりと早く１週間位で治ります。治療は前に述べた流行性角結膜炎に準じます。

　細菌性結膜炎は、以前は多く見られた病気でしたが、抗生物質による治療法の発達に伴って減少して来ました。一般に大量の黄色い眼脂をだし、結膜が真赤になります。経過は前にのべたウイルス性のものより短く、約１週間位で治癒します。抗生物質の点眼が効果的です。

　乳児の眼脂は、新生児涙嚢炎（187頁参照）のこともあります。また睫毛内反（さかさまつげ）があって、結膜を刺激していると、いつも眼脂がたまります。場合によっては手術です。

　白い泡のような眼脂が目がしらや目じりに、いつでも附着しているということで、眼科医を受診する人がありますが、これは眼瞼にある腺からの分泌物がこのようになったのであり、結膜炎とは違うので抗生物質を点眼しても治ることはありません。

## 3 眼が赤くなる

しろめが赤くなる場合は、大きく分けて、出血と充血があります。

### (1) 球結膜下出血

しろめの下への出血で、白目の一部が一様に真赤になり、他の部分は何ともなく、自覚症状はありません。これは、しろめに何か力が加わった時に起こる結膜の下の出血ですが、多くは原因不明です。

広い範囲の出血でも10日から2週間ほどで、きれいに、あとを残さずに消えます。眼がくっきりと赤く、めだってビックリしますが、特に治療を要することはありません。眼底出血とは関係ありません。また、血圧とも関係ありません。ぶつけたりして、皮膚が青くなる、いわゆる内出血と同じです。

### (2) 結膜の充血

充血は出血と異なり、血管が拡張するのです。結膜や角膜表層の炎症、あるいは眼瞼の炎症の時のように、しろめの表在性の血管の充血で鮮紅色を呈する結膜充血と、もっと深層の血管の充血で、くろめの周囲が著しく、やや紫がかったばら色に着色する毛様充血の2種類に分かれます。前者は眼が痛く、眼脂や涙が出たりします。後者は虹彩毛様体炎の時に起こる充血です。

また急性の結膜炎の時のように、しろめ全体が真赤に充血する場合と、しろめの一部分が充血する場合があります。後者の代表的な例はフリクテン性結膜炎で、しろめ、あるいはくろめに、粟粒くらいの大きさのまるい限局した、ややふくらんだ灰白色の斑点が出て、その周りのしろめが充血します。

このフリクテンは、しろめのくろめに接している部分が好発部

位で、通常の結膜炎のように眼脂がでることはありません。治療としてはステロイド剤の点眼薬が効果的です。

　しろめの下にあり眼球全体をおおっている硬い膜を強膜といいますが、ここの炎症である強膜炎の時にも充血します。この場合も、しろめの一部の充血で紫色の色調を帯びていて、眼脂はでません。痛みを訴える方もいます。原因は不明で、治療はステロイドホルモンの点眼をします。長くかかったり、再発することもあります。

## 4　目がかゆい

(1) アレルギー性結膜炎

　目がかゆくなる病気の代表は、アレルギー性結膜炎です。わが国では2千万人の患者さんがいます。

　この病気は何か原因となる物質があり、それが目にアレルギー反応を起こさせます。

　代表的なものは、春に空気中を飛ぶスギの花粉です。花粉症といわれ、目の方はかゆみと涙と異物感が主ですが、鼻の方にも影響し、鼻水がひっきりなしにでて、くしゃみなども伴い、とてもつらいものです。

　ステロイド剤や抗アレルギー薬を使用して治療します。毎年、花粉の飛ぶ一定の時期に、大勢の患者さんが発病します。その年の天候によっていろいろ違いますが、毎年、花粉症にかかる人はお気の毒です。花粉症用のマスクかゴーグルが発売されています。花粉が飛びやすい雨天の翌日の晴れた日などはなるべく外出や布団を干すことを避けたり、外出から帰った時に衣服についた花粉を十分落とすことも、予防法として効果があります。

　しかし、ある期間をすぎて、花粉が飛ばなくなると、まったく治ってしまいます。スギの花粉以外にカモガヤなどイネ科の雑草

やヨモギ、ブタクサ、ヒノキの花粉による結膜炎もあります。また、ディーゼルエンジンによる大気汚染や家の中のホコリによる、あるいはダニによるアレルギーのための結膜炎などは一年中ずっと目がかゆいわけです。このような場合は原因を確かめて、それを除くことが大切です。

## (2) 眼瞼炎（接触性皮膚炎）

　目の病気の治療として、点眼液を常に長期間つけていると、目の周りがかぶれて、かゆくなることがあります。緑内障の点眼液などは一生使用するものなので、はじめはよいのですが、次第に目の周りがただれて、赤くなり、かさかさして、かゆくなります。

　この場合は、点眼液の成分が周りに残るために起こるものです。眼の周りの点眼薬のつく所に限られて症状がでるので、診断は容易です。点眼液をやめることが最も良い治療法ですが、どうしてもだめな時は、せいぜい1～2滴にして眼の周りにこぼれたり、残らないようにすること、また、点眼液をつけたら、少しして目の周りを水で洗うようにするのもよいと思います。

　治療はかかないようにすることと、ステロイド剤などの眼軟膏を、かゆい所に1日2度位ぬることで、わりと簡単に治ります。

## (3) アトピー性皮膚炎

　近年、小児でアトピー体質の人が増加して来ています。脇の下とか首とか、皮膚のすれる所に多く発疹がでる病気で、ひどくなると顔面一面に発疹が出て、顔が汚くなり気の毒です。眼瞼もこの場合、発疹の好発部位であり、ただれたようになります。

　全身的には体質改善をすると効果のあることがありますが、注意してかかないようにすることが最も大切で、あとは毎日まめに軟膏をぬることです。しかし、一般的には一定の年齢になると、体質が変わるせいか、皮膚全体のアトピーもよくなってきます。

それまで皮膚に傷を作らないように入念に治療すべきです。

## 5　まぶしい

　角膜や虹彩の病気の時にまぶしいという症状が出ます。
　角膜の病気としては、角膜フリクテン、角膜上皮剥離、角膜潰瘍、角膜ヘルペスのように、角膜の表面に欠損ができた場合に強い痛みと共に、非常にまぶしがります。
　痛みのために眼をあけることができませんし、無理にあけると、涙がぼろぼろと出て来ます。詳しくは、本章の、『17　眼が痛む』の項を参照してください。
　虹彩毛様体炎の時にもかなり強い痛みと共にまぶしがることがあります。
　また、虹彩の異常、例えば無虹彩症、虹彩欠損、あるいは白子眼底（脈絡膜の色素がないという先天異常）などでも、まぶしいのですが、この時には激しい痛みはありません。まれな先天的な病気です。まぶしくないようにサングラスをかけます。
　さらに神経性羞明といい、特に病気がないのにまぶしがる人がいます。まぶしさに特に過敏な人で、やはりサングラスをかけます。

## 6　涙が出る

　非常にまぶしがって、目が痛くあけられなくて、涙が大量に出て来る場合と、他の症状は何もなくて、ただ涙だけがこぼれる場合の二つに大きく分けられます。前者は本章の、『17　眼が痛む』の項で詳しく述べますが、角膜表層の病気と虹彩毛様体炎で起こります。

## (1) 涙道閉塞

　涙は目じりの外上部にある涙腺で作られ、眼球の表面を通ってから目がしらにある細い管を通って鼻腔内にぬけるようになっています。この管が閉塞すると、他の症状は何もなく、ただ涙がこぼれます。

　以前はトラホームの合併症として、よく起こりました。また閉塞すると、細菌の感染が起こりやすくなります。これが涙嚢炎で、目がしらを圧迫すると黄色の膿が逆流してきます。

　治療法は、この管に細い管を通して閉塞している部分を再び開きます。しかし、一度閉塞した管を開くのは、なかなかむずかしいのです。閉塞している箇所が涙嚢より下方の、鼻に近い場合には、この涙嚢にあなをあけるか、または鼻の骨をけずって、新しい涙の通りを作ることが可能です。この手術はかなり熟練を要しますが、うまくいくと涙が出なくなり、患者さんは助かります。

　しかし、涙嚢より眼に近い方に閉塞があると、さらに手術はむずかしくなります。

　最近はこの涙道に細いチューブを入れて、閉塞を治す手術法が行われています。

## (2) 新生児涙嚢炎

　生まれたばかりの赤ちゃんで、涙が出ることを訴えてお母さんが連れて来ることがあります。しろめの充血もなく、さかさまつげもない時には、新生児涙嚢炎が考えられます。

　これは生まれつき涙の管の鼻の出口が閉塞しているために涙嚢炎を起こしてくるのです。生後、自然に開通してくることもあるので、数ヵ月は経過をみますが、治らない時には、細い管を通して膜状になった閉塞部を破ると、一度で治ります。

　眼脂も出るので、慢性結膜炎などといわれて、長期間治療を受

けていた例もあります。

## 7　遠くが見えない

　眼の最も大事な機能は物を見ることであり、眼科には、よくものが見えない、目がかすむという訴えを持った患者さんが大勢来院します。さまざまな部分の病気で視力が落ちますが、それを理解する上でまず、図1を見てください。

　これは眼球の断面図です。光は眼球の表面の角膜（くろめ）にはいり、ついで前房という液体のたまっている空間を経て、水晶体に到達します。水晶体はレンズです。そのすぐ後ろに、硝子体というゼリー状の物がつまっている部分があります。硝子体の周囲には、カメラでいえばフィルムに相当する網膜があります。この網膜に視細胞があり、そこで光を感ずるのです。

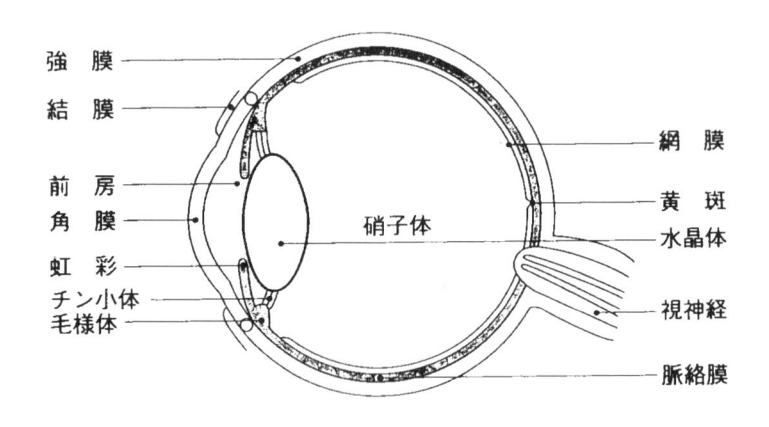

図1　眼球の断面図

ここで受けとめられた感覚は、視神経へと伝達され、脳のほうへと運ばれます。そして後頭部の大脳視覚領で知覚されるのです。角膜より網膜までの経路はすべて透明ですので、この部分の病気で透明性が失われると視力が低下します。また、網膜より大脳までの経路の病気でも視力が低下します。

### (1) 屈折異常（近視、遠視、乱視）

　眼は一種の光学系ですから、ふつうは眼にはいった光は眼の中で適当に屈折されて網膜に像を結びます。しかし、眼の中の屈折状態が変化して網膜に正しい像を結ばなくなることがあります。
　図２に３つの状態を示しましたが、左上は正視の場合です。右は網膜の前方に像を結ぶ近視で、屈折性近視と軸性近視があります。凹レンズの眼鏡をかけます。左下は遠視で凸レンズの眼鏡をかけます。
　このように近視や遠視で遠くが見えない時には眼鏡をかければ良く見えるのがふつうなのです。また乱視というのは、方向によ

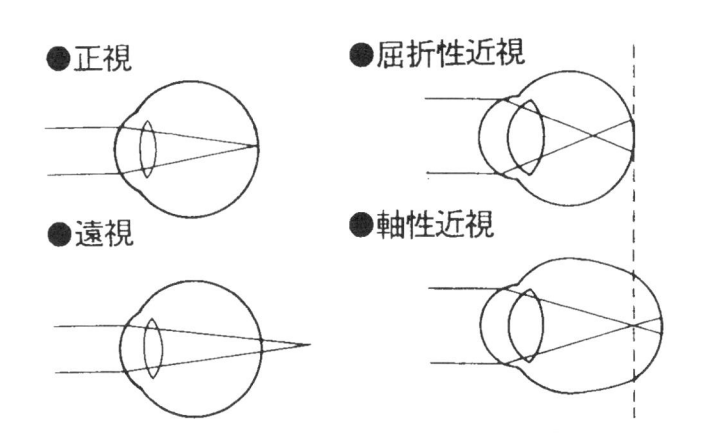

図２　正視、近視、遠視の像の結び方

って像を結ぶ場所が異なるのです。つまり、角膜のゆがんだ状態です。中でも多いのは近視であり、まず遠方が見えない時には、近くを見て、小さい字までよく見えれば近視です。

近視の治療として、いろいろなものが行われていますが、どれとして効果の確実なものはありません。眼鏡かコンタクトレンズを使うのが最もよい治療法です。最近は手術も行われていますが、人によっては効果があり、わずらわしさから解放されて喜ばれています。

遠くが見えないという訴えがある場合には、眼科でまず種々のレンズを眼前に入れて視力を測定します。それで視力がよくなれば、屈折異常です。視力がよくならなければ、眼の中の病気と考えて診察します。

### (2) 角膜白斑

角膜の病気にかかると、治療した後で炎症を起こした部分が混濁して来ます。また角膜の変性といって、しだいに透明な部分が混濁してくる病気があります。このように角膜にある混濁のことを角膜白斑といいます。

この白斑が中央部にあって、ある程度以上に大きさがあると、視力は低下します。角膜の混濁だけで、眼のほかの部分は正常であれば、角膜移植の手術を受けると、視力が回復する可能性があります。この手術は、他人の透明な角膜を、病気の人の混濁した角膜と入れ変えるものです。近年はかなり成功率が高くなっています。

### (3) 白内障（39頁参照）

### (4) 硝子体混濁

水晶体に接してすぐ後ろにある硝子体の混濁でも視力が低下す

ることがあります。大きく分けて周囲組織の炎症、特にぶどう膜炎のための混濁と、硝子体中への出血による混濁があります。出血は高血圧や糖尿病による網膜症の時に多く起こります。硝子体は血管のない組織ですので、一度混濁が起きるとなかなか吸収されません。

### (5) ぶどう膜炎

網膜のすぐ外側にある膜を脈絡膜といいます（図1参照）。その延長は毛様体となり、さらに虹彩となります。虹彩は眼の茶色に見える部分で眼球の絞りの役目をして、暗い所では虹彩が縮んで瞳孔（ひとみ）を大きくし、明るい所では虹彩が伸びて瞳孔が小さくなります。

虹彩、毛様体、脈絡膜を総称してぶどう膜といいます。そしてこの炎症がぶどう膜炎です。ぶどう膜炎は体の内部に原因があって起こることが多く、結核、サルコイドーシス、ベーチェット病などがあります。

症状としては毛様充血（183頁）、眼痛（203頁）、まぶしい（186頁）、と視力低下です。虹彩や毛様体のみに炎症が限局してる時（虹彩毛様体炎）には、治療法により痕跡を残さずに治癒しますが、脈絡膜の炎症では治癒しても後遺症が残ることが多いようです。

長い経過をとり、再発をくり返し、失明することもあります。特にベーチェット病は重症のぶどう膜炎を起こすことが多く、かなり急激に視力が奪われてしまいます。

治療としては原病の治療が重要ですが、ステロイド剤の点眼、内服が中心となります。何度も再発をくり返すと患者さんのほうで馴れてしまって自分で適当に治療する人がありますが、これは非常に危険で、このために失明時期を早くさせることがあります。

(6) 網膜疾患

　網膜の種々の病気で黄斑部が障害されると視力が低下します。これを総称して"くろそこひ"といいます。この中の代表的なものは糖尿病網膜症（149頁）、網膜静脈閉塞症（139頁）、網膜剥離（107頁）、加齢黄斑変性（115頁）など、すでに述べたものです。その他に、中心性脈絡網膜症（197頁）や網膜色素変性症（194頁）もあります。

(7) 視神経萎縮

　いろいろな原因で視神経が障害されると、網膜から脳まで感覚が伝わらないので視力が低下したり、視野が欠けたりします。例えば外傷で視神経が切断されたり、あるいは炎症のために視神経が障害されたりする場合です。この場合は少しすると眼底に視神経萎縮が認められます。
　この視神経萎縮の原因として脳腫瘍や脳出血などの脳の中の変化ということがありますので、この場合には、視野の検査のほかに、脳のＣＴやＭＲＩなどの検査を必要とします。
　治療としては、原因がわかればそれを治療しますが、不明なことが多く、その時には血管拡張剤やビタミン剤を使います。しかし一度視神経萎縮になると、治癒はむずかしいのがふつうです。

(8) 緑内障（61頁）

## 8　近くが見えない

　遠くは見えますが、近くがよく見えない場合には、老視と調節麻痺が考えられます。

(1) 老　視（27頁参照）

(2) 調節麻痺

　年齢に関係なく、調節力が麻痺して老視の状態になった場合で、全身の病気の一症状としてきたり、薬の中毒による症状として来たりしますが、まれなものです。

## 9　夜、物が見えない

　網膜には2種類の視細胞があります。ひとつは錐体といい、明るい所で主に働き、視力に関係するもので、もうひとつは桿体で暗いところで働きます。この桿体の病気では、暗い所で物が見にくくなります。
　つまり夜盲症になります。桿体は、網膜の中心部の黄斑部よりも、周辺部に多くあるので、桿体の病気の時は、視力が正常なのに視野が障害されます。
　夜盲症は大きく分けて、先天性のものと後天性のものがあります。後天性のものには、ビタミンA欠乏症（現在の日本ではほとんどありません）や眼球鉄錆症、クロロキン網膜症などがあります。眼球鉄錆症は、眼球内部に鉄が外界からはいり、それから出る錆が桿体をおかして起こります。
　従って、けがをして何かが眼球にはいったと思われる時には、はいった物が鉄であるかどうか決めなければなりません。そして鉄であれば、そのまま放置すると遂には鉄錆症のために夜盲となるのです。
　クロロキンという薬によって起きた網膜症は、リウマチやエリテマトーデス、慢性腎炎などに使用していたクロロキンという薬によって起きた網膜の病気で、やはり桿体が障害されるので夜盲

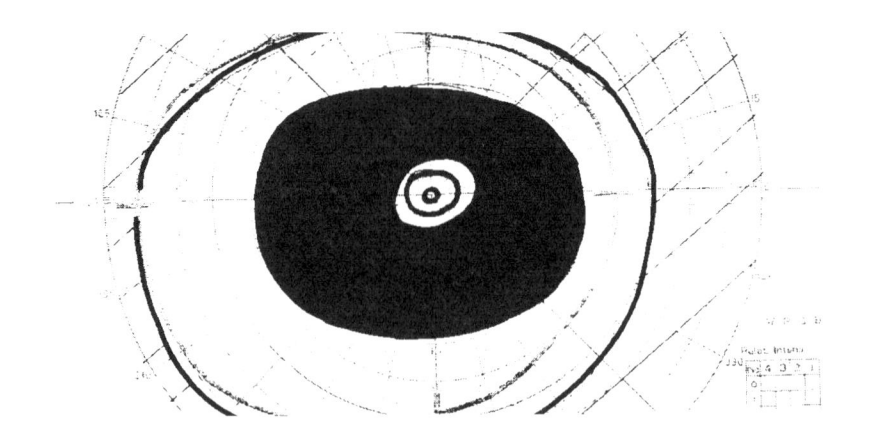

図3　網膜色素変性症の視野

になります。

　先天性の夜盲症には進行性のものと停止性のものがありますが、いずれも遺伝によって起こる病気です。そして網膜色素変性症以外は極めてまれな病気です。

　網膜色素変性症は、いろいろな形式で遺伝する病気で、両親の血族結婚のことがあります。通常思春期頃に夜盲を自覚します。進行は極めて除々ですが、しだいに夜盲の程度が増し、視野も狭くなります（図3）。

　眼底を見ると色素をもった斑点が出ていることから、この名前がつけられました。最後には錐体も障害されるので、視力も低下し、まったく失明してしまうこともあります。網膜色素変性症にはよい治療法はありません。

　従ってこの病気と診断されたら、失明する危険はかなりあります。しかし一般的に進行が非常にゆっくりなので、あまり失明に対して悲観的にならなくてもよいと思います。

　その他、夜盲となる病気に、小口氏病、先天停止性夜盲、白点

状網膜炎などがありますが、まれなものです。

## 10　眼つきが悪い

　ある人を見て眼つきが悪い、つまり斜視がある時には、ふたつの場合が考えられます。第一に、いわゆる斜視、医学用語でいうと共働性斜視であります。この場合には眼球の運動には異常がありません。第二に、眼筋麻痺のための斜視、麻痺性斜視、これについては次項で詳しく述べます。

　斜視は片方の眼が正面を向いている時に、他方の眼が向く方向によって、内斜視（内側に向くもの）、外斜視（外側に向くもの）、上斜視（上に向くもの）、下斜視（下に向くもの）の4つに分けられます。

　斜視の原因としては、片方の視力が悪い場合、遠視が強い場合などいろいろあります。約半数が1歳以前に発病し、おおむね6歳までにおこります。早く発見して、早く診断、治療をすることにより、将来の視力低下を防止することがありますから、ちょっとでも子供の眼つきがおかしいと思ったら眼科医を受診してください。

　斜視かどうかを簡単に見分ける方法としては、ペンライトの光を見させて、子供の片方の眼を手でふさぎます。するとふさいでいない眼の中央にペンライトの光がうつります。ふさいでいる手をはなして、ふさいであった眼の位置を見てから、ふさいであった眼にペンライトをあて、ふさいであった眼の瞳孔（ひとみ）の中央にペンライトの光があるかどうかで、斜視かどうかがわかります。

　両方の視線がひとつになれば、光が両方の瞳孔の中央に来ますが、斜視だと片方の眼は、ずれてしまい中央には来ません。

　治療は原因によりますが、遠視の眼鏡をかけただけで治ること

もあります。しかし大部分の場合には、手術をして眼つきをよくします。

　手術で外見的には斜視は治癒しますが、本当の治癒は両眼で物を見る能力を与えることです。しかしこれは早期に手術をしてもむずかしい場合があります。

## 11　物がふたつに見える

　物がふたつに見える、すなわち複視は通常は両眼で見るとふたつに見えて、片眼をつぶるとひとつになる両眼性の複視ですが、まれには片眼で物がふたつになることもあります。角膜や水晶体の混濁や水晶体が正常な位置からずれると片眼性の複視が起きることもあります。また視力が悪いと、ぼけて鮮明に見えないので、それをふたつに見えるという患者さんもいます。月がふたつに見えるという訴えです。近くの大きいものがひとつなら視力低下の原因追求となります。

　両眼性複視の大部分は眼筋の麻痺のためです。眼球を動かすための筋肉が6本ついていますが、この筋肉のひとつが麻痺すると、その筋肉の働く方向には眼球が動かないので、両眼の視線がひとつに合わさらないことになり、物がふたつに見えます。もっとも多いのは片眼が外側に動かない場合で、例えば左が悪いと、左を見たときに複視が起こります。そして正面からその人の眼を見ると、左眼が内側に寄っています。

　多くの場合、眼筋麻痺は突然に発生し、ふたつに見えるので、めまいが起きたり、歩行が困難となったりします。片眼をつぶるとよいので、片方を眼帯している人もいます。また複視が出ないような方向に頭を傾けて物を見るようにする人もいます。

　原因としては、さまざまなものがあり、脳から眼までの神経の腫瘍、炎症、出血、周囲の組織からの圧迫や眼の筋肉の炎症、重

症筋無力症、糖尿病などで起こります。

　治療としては、まず原因の追究が第一ですが、原因が不明の時には、ステロイド剤、ビタミン剤、ＡＴＰ剤などの内服を行います。しかし、麻痺の回復は非常にゆっくりで、通常長い経過をたどります。複視がどうしても消失しない時には、手術をします。いずれにせよ、物がはっきりとふたつに見えたら、直ちに眼科医を受診しなければなりません。

## 12　眼の中にゴミが見える

　飛蚊症といわれるもので、95頁に詳しく書きましたのでごらんください。

## 13　物が小さく、ゆがんで見える

　このような状態は、網膜の中心部である黄斑部にむくみが出たり、しわがよったり、少しその部分が剥離すると起こります。通常、ゆがみなどと共に、中心部が暗く見えます。この症状が出る病気で、もっともしばしば見られるのは、中心性脈絡網膜症です。

　この病気は40～50歳代の男子の片方の眼に起こります。右に述べた症状が出て、視力も少し落ちます。原因は不明で、よい治療法もなく、3～6ヵ月間の経過で、大体症状が軽減しますが、ゆがみなどの後遺症が残ることもあり、再発も多く、やっかいな病気です。

　光凝固療法で治療期間を短縮することができます。光凝固法とは、レーザー光線を網膜の病巣部に照射して、病気を治す治療法です（165頁）。

　網膜剥離（107頁）が中心部に波及すると、視力低下と共に、ものがゆがんで見えたり、小さく見えたりすることがあります。

また、網膜上膜（129頁）という黄斑部に相当する硝子体に膜が形成されて、網膜をひっぱると網膜にしわができ、そのためにゆがみが出ます。加齢によるもので、最近増加しています。加齢黄斑変性（115頁）でも物がゆがんでみえます。

## 14　部分的に見えないところがある

視野とは、眼を動かさないで見える範囲のことで、通常、人間では、外側は約100度、下側、上側、内側は60〜70度です。視力に関係なく視野が障害される場合には、なかなか気がつかないことがあります。

視野が障害される主な病気について述べます。

(1) 網膜剥離（107頁参照）

(2) 網膜色素変性症

この病気については前にも述べましたが（194頁）、その視野について、ここで述べます。

網膜色素変性症の視野は、軽い場合には192頁の図3に示すように、見えない部分が輪のようになる輪状暗転が見られます。これが進行すると周囲の部分も見えなくなり、図4のように中心部のごく小部分の視野が残るのみになります。

この時期には夜盲も高度になり、視力障害もでるのが普通です。道路横断のときに横から来る自動車に気がつかないので危険です。

(3) 緑内障（61頁参照）

(4) 脳の疾患

脳の疾患のときにも、視野が欠けることがあります。視神経は、

第11章　眼に出る症状と病気

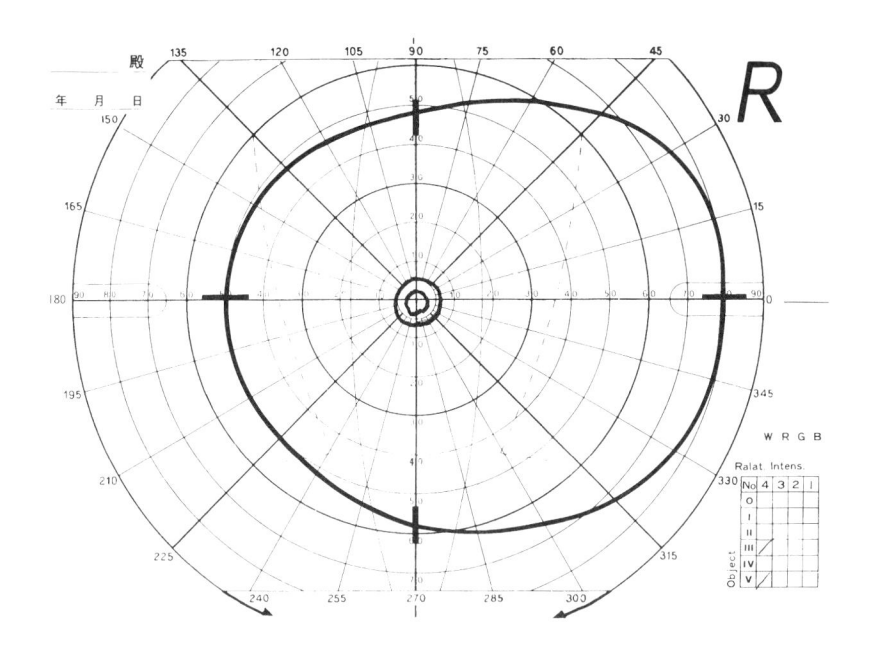

図4　網膜色素変性症の視野（末期）

　脳の中で網膜の内側からきた神経線維だけが交差して、反対側の視覚領（物を見ることに関係した大脳の部分）に行きますが、外側からの神経線維は交差しないで、同側の視覚領に到達します。
　このように視神経の経路は複雑なので、脳の中のおかされる部分で視野欠損の状態が変わってくるのです。
　もっとも典型的なものは、脳下垂体腫瘍です。脳下垂体は、ちょうど視神経の交差している部分の直下にあるので、腫瘍で交差の中央部が圧迫されます。
　従って両方の網膜の内側からきた神経線維は、視野でいえば外側に相当しますので、両方の眼の外側が見えないという状態にな

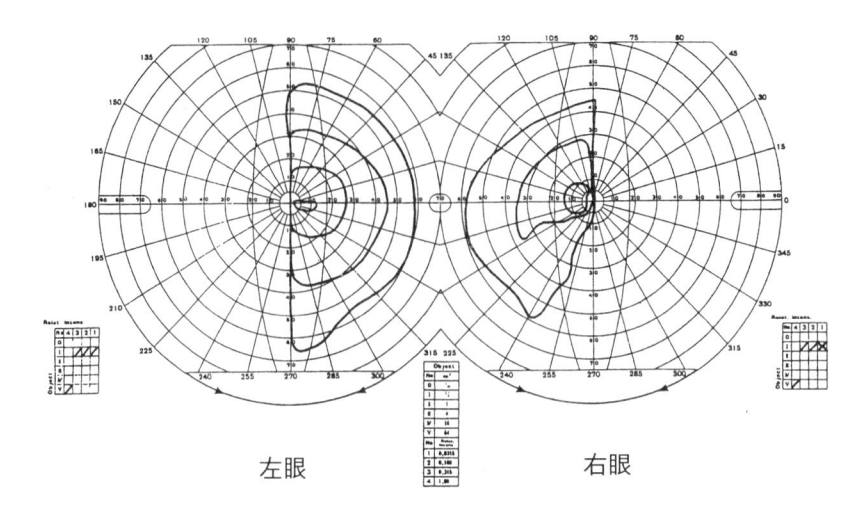

図5　脳下垂体腫瘍の視野

ります。脳の他の部分の腫瘍などでも、その部分に応じて視野が欠損します（図5）。

また脳出血、脳梗塞で視覚に関する脳の中枢がおかされても、その場所によって異なりますが、視野の欠損が起こります（図6、7）。

## 15　虹が見える

電灯の周囲に虹のような色輪が見えるのは、急性緑内障のために眼圧が上がったときや、角膜の病気で角膜全体がむくんだときです。

緑内障の発作のときには、眼圧上昇のため角膜にむくみが起こり、ちょうど角膜に霧をかけたような状態となります。その角膜を通して電灯を見た場合に、虹が見えるのです。

角膜の強い炎症などの疾患のときは、それを通してみると虹が

第11章　眼に出る症状と病気

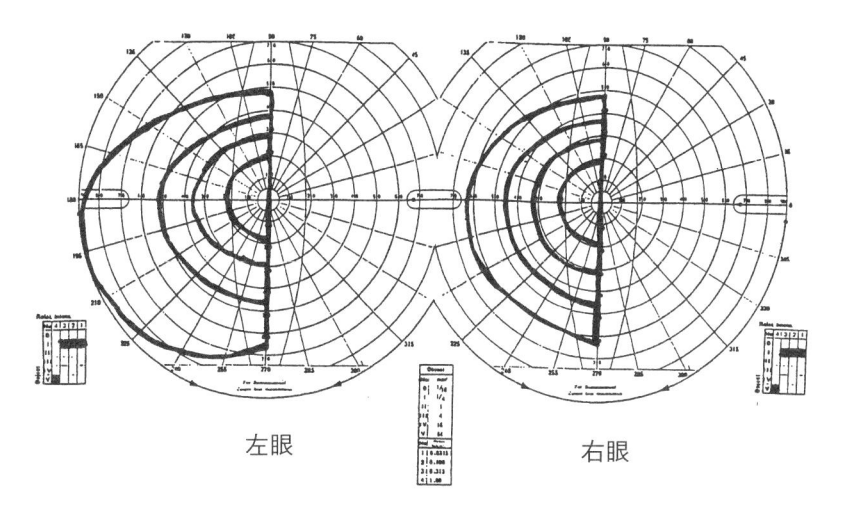

左眼　　　　　　　右眼

図6　脳出血による右側半盲

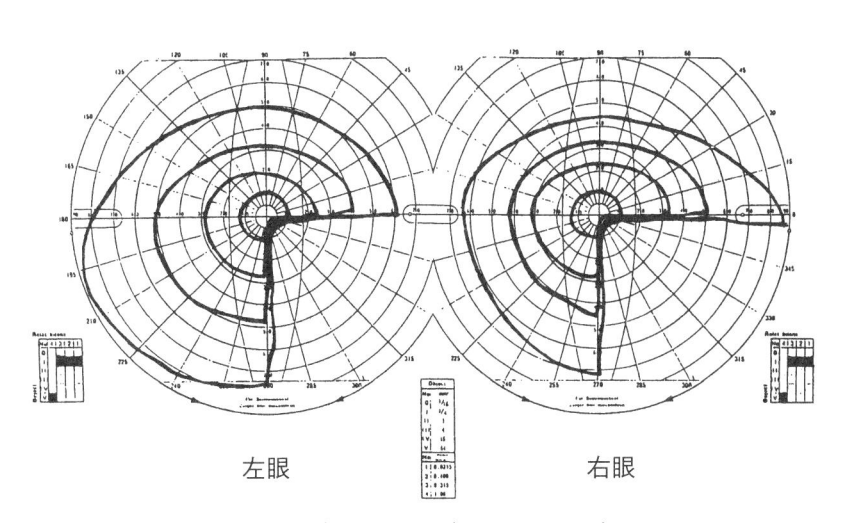

左眼　　　　　　　右眼

図7　脳梗塞による右下4分の1盲

見えるのです。

　このどちらの場合かを診断するには、眼圧を測定することで、簡単です。緑内障の場合は放置しておくと失明することもありますから、直ちに眼科医の治療を受けなければなりません。

## 16　眼が疲れる

　最近社会が進歩して、眼を使うことが多くなったせいか、眼が疲れるといって眼科医を受診する方が非常に増加してきました。しかし多くの場合、その原因を発見することは容易ではありません。疲れる、つまり眼精疲労の患者さんを、眼科医は通常、以下のような順序で診察します。

　まず第一に、もっとも問題になるのは視力、屈折状態です。遠視や乱視がないか、現在装用している眼鏡は合っているか、特に若い学生さんなどでは、この点を念入りに検査します。視力が1.2であっても、遠視があって、そのために眼が疲れることはよくあります。

　そのような方は、なかなか眼鏡をかけたがりませんが、一ヵ月我慢してかけると、とても楽になります。また、近視の方で強すぎる眼鏡をかけているので疲れることもあります。

　40歳代の方で眼が疲れると訴える場合は、たいてい老視（27頁）の初期です。近くのものにピントが合いにくくなったのを無理して合わせようとするので、どうしても眼が疲れるのです。老眼鏡を処方して、それを使って近くを見ると、ぴたりと治ります。

　老眼鏡をかけないと老視が進まないということはありません。少しでも不便を感じたら、自分にあった眼鏡を作ることが大切です。時には他人の老眼鏡をもらってかけたりする人もいますが、言語道断です。眼精疲労の原因となります。

　若い人と40歳代に眼精疲労が多く、眼鏡で矯正される場合が多

いのですが、そのほかに以下のようなこともあります。

　慢性結膜炎や逆さまつげ、あるいは眼瞼炎で眼精疲労がくることがありますので、それも注意して診察します。もちろん眼底の状態も検査しておきます。

　斜位といって、両眼で物を見る力がありますが、緊張がとれると眼が寄る方がいます。この場合に眼精疲労が起こります。

　眼が疲れる、なんとなく頭が重いという患者さんで、眼圧が高い場合があります。緑内障は前に述べたように恐ろしい病気ですから、眼精疲労の場合には、必ず眼圧測定をします。

　これらの諸検査で所見がない場合を、神経性眼精疲労といいます。このときには眼や全身に関する多くの訴えがあるのがふつうです。例えば痛い、赤い、しぶい、重い、かゆいなどです。そしてまた、精神的な原因があるのです。

　受験勉強中だとか、仕事がおもしろくないとか、何か不満があるなどです。受験勉強中に眼が疲れると言っていた方が、首尾よく合格したら、まったく治癒してしまったということは、始終あることです。この場合にはよく患者さんに説明して納得させることです。

　現在は特に訴えの多い神経性眼精疲労の方が多く、難治ですので眼科医を困らせます。

　また、長くコンピューターの作業をしている方でも、疲れる方は大勢います。自分の眼及び職場の環境を整えて、途中に休憩をはさむことが必要です。

## 17　眼が痛む

　一口に眼が痛むといっても、眼球自身が痛い場合もあるし、眼球周囲の組織に痛みを感ずる場合もあります。また痛みにもいろいろな種類があります。以下、眼痛を起こす主な病気について述

べます。

### (1) 眼瞼の化膿性炎症

痛みがあって、眼瞼や眼の周囲に発赤や主張の著しいもので、眼瞼腫瘍、麦粒腫などです。眼球には何も異常がないので、診断は容易です。

### (2) 急性結膜炎

炎症のもっとも激しい時期には、刺すような痛みととみに、眼瞼のはれ、白目の充血、眼脂などを伴います。

### (3) 角膜表層の疾患

角膜表層の疾患のときは、ゴロゴロした痛み、異物感があります。そしてまばたきをすると痛みが増加します。

病気が重くなると、痛みが強くなるとともに、非常にまぶしくなり、涙があふれるように出てきて、眼瞼を固く閉じて眼が開きません。この痛みは、角膜表層に分布している三叉神経が刺激されたために起こります。

このような痛みがくる疾患として、異物の場合もあります。眼のなかにゴミが入ると、あるものは涙で流されて外に出ますが、眼瞼の裏の結膜についたり、角膜についたりたりします。特に、鉄は角膜につきやすいのです。異物は放置しておくと、鉄の場合は周囲に錆が出たり、痛みが強くなったりします。

また細菌感染が起きると失明することもあるので、なるべく早く眼科医でとってもらうことが必要です。

眼を何度もこすったり、睫毛乱生、内反（逆さまつげ）があったりすると、角膜の表面に傷がつきます。また、コンタクトレンズを長時間装用したときや、サングラスなしで紫外線を見たとき、たとえば電気熔接とかスキー場でなど、あるいは酸やアルカリが

眼に入ったときにも、角膜の表面に傷ができます。

　不幸にもこのような状態になったときは、まず原因があればこれを除去してから、抗生物質の眼軟膏を入れて、軽く眼を閉じて暗いところにいることです。

　大体24時間もすれば痛みはほとんどなくなります。痛みが非常に強く、失明してしまうのではないかと恐れる患者さんがいますが、適切な処置を受ければ失明することはありません。

　前に述べた角膜表層の傷に細菌がついて繁殖すると、つきめという状態になります。昔、稲刈りのときに、稲の穂で角膜を突いて、そこに細菌感染を起こすことが、よくあったためです。

　軽症のうちだと抗生物質の内服、注射、点眼などで抑えられますが、角膜表層より内側へ病気が進行すると、虹彩毛様体炎から全眼球炎になり失明します。

　その他、単純ヘルペスというウイルスが、角膜表層に感染した結果の角膜ヘルペスでも、痛みがきます。一度ヘルペスに感染すると、なかなか治らないし、視力も低下するし、また再発も多くあり、やっかいな病気です。

### (4) 閉塞隅角緑内障急性発作（73頁参照）

### (5) 急性虹彩毛様体炎（191頁のぶどう膜炎の項参照）

　急性虹彩毛様体炎では、炎症が強いと眼球深部の痛みに、まぶしさ、涙を伴います。眼は充血し、視力は低下します。

### (6) 全眼球炎

　全眼球炎は、眼球内部の化膿性の炎症です。眼球は固く、厚い角膜、強膜にかこまれているので、外からの細菌が入って炎症を起こすことはあまりありません。しかし、一度炎症を起こすと治療は難しく、多くの場合、失明します。そして眼球は萎縮して小

さくなります。深部の激烈な痛みで、その側の頭痛、嘔気、嘔吐、発熱などを伴って、急性に発病します。

　治療は原因菌をつきとめたうえで、その菌に感受性のある抗生物質を大量に投与します。

### (7) 鈍痛を訴える疾患

　眼球に何も変化がなくて、鈍痛を訴えるものは、三叉神経痛、急性球後視神経炎、眼精疲労があります。三叉神経痛では眼窩（眼球の入っている骨でかこまれた部分）の内上方を圧迫すると、神経痛のようにひびく痛みを感じます。

　急性球後視神経炎では、眼球深部に軽い痛みがあり、急激に視力の低下する病気です。眼精疲労、特に神経性眼精疲労の人は、よく鈍痛を訴えます。しかし、なかなか鈍痛の原因のはっきりしないこともあります。

# 第12章　目と生活習慣及び目に良い栄養

## 1　大切な抗酸化酵素

　老後も若々しく、眼と体が元気に活き活きしていたい。誰もが願うことですが、その秘訣は、酸化されにくい（サビにくい）眼と体を作ることにあります。

　細胞ひとつひとつがいきいきした、元気で健康な眼と体を目指して、酸化から守る「抗酸化」の生活習慣を持ちましょう。体には、もともと眼と体を老化させる「活性酸素」を抑える力が備わっています。

　これは、「抗酸化酵素」と言い、この酵素によって、活性酸素が発生しないように処理、分解する能力が備わっているのです。ところが、40歳を過ぎた頃から、「抗酸化酵素」を作る能力が急激に低下し、結果として活性酸素が増え過ぎる状態になりがちです。すなわち、中高年になると、眼の成人病である加齢黄斑変性、白内障、そして糖尿病網膜症などが増加し、進行するのもこのためです。

　現在、このような網膜の疾患や白内障など、眼の疾患の方が急増しています。特に、喫煙、ストレス、過食や高脂肪、高塩分食、過度の飲酒などとともに、光刺激による眼の酸化が原因とされています。すなわち、私たち現代人の眼は、さまざまな酸化ストレスにさらされているのです。特に、パソコン、テレビ、携帯電話などで長時間眼を酷使し、環境汚染により強い紫外線を含んだ有害な太陽光線を浴びることの多い現代人にとって、酸化ストレスの予防は大変重要な問題です。

しかし、残念ながら、体の中の「抗酸化酵素」は、増やすことはできません。そして、40歳頃から、それらの酵素が急激に減少してゆくわけです。このため、これと同じような働きをする抗酸化栄養素を食事から補うことで、活性酸素の過剰発生を抑えることが必要なのです。

　そのような活性酸素の害を減らし、眼と体を守るため光刺激への対策や禁煙などと共に抗酸化物質を積極的に摂取することが大切です。

　眼の抗酸化力をアップする成分としては、「抗酸化ビタミン」であるビタミンCとEと共に強力な抗酸化力を持つ「カロチノイド」及び「ポリフェノール」と呼ばれる物質です。「カロチノイド」は、大きく「カロテン類」と「キサントフィル類」に分けられます。「βカロテン」「リコピン」はカロテン類、「ルティン」「アスタキサンチン」はキサントフィル類です。一方、「ポリフェノール」類では、眼に有効な成分である「アントシアニン」があげられます。

## 2　抗酸化力をアップする有効成分

### (1) βカロテン

　βカロテンは、ビタミンAになる前段階の脂溶性の色素成分の物質で、その抗酸化作用によって活性酸素を取り除き、視力を保持し、皮膚や眼の粘膜を正常に保ち、細胞膜が傷つけられるのを防いでくれます。ニンジン、カボチャ、ブロッコリー、ホウレン草など緑黄色野菜に多く含まれています。

　βカロテンは、脂溶性なので油を使って調理したり、タンパク質を多く含む食品と一緒に摂ると吸収率がアップします。また、煮たりゆでたりする方が生のままで食べるよりも効果的に吸収されます。

また、空腹時に摂取すると吸収率が下がりますので、サプリメントでの摂取は食事直後に服用することが重要です。また、単品ではなく、必ず相乗効果のある、ビタミンB2、C、Eなどの複数のビタミン類と一緒に摂取することが重要です。

βカロテンの1日の目安摂取量は6mgで、βカロテンが含まれているニンジンでいうと3分の2本、野菜ジュースなら1缶程度で摂取できます。ビタミンAについては、摂りすぎると頭痛やめまいなどの過剰症を引き起こしますが、幸いβカロテンは、現在のところ30mg以上でも過剰症は認められず、安心して摂取することができます。

### (2) リコピン

リコピンはトマトやスイカなど赤黄色野菜に含まれる赤や黄色の色素成分です。βカロテンと同様に活性酸素を取り除く抗酸化作用がありますが、その抗酸化力はβカロテンの2倍以上、ビタミンEのなんと100倍以上です。

このため、リコピンの摂取による癌予防の研究報告も多いのですが、同時に、リコピンの血中濃度が高い方では、白内障の発生率が低いという研究結果も報告されています。

1日に摂取するリコピンの目安量は6～12mgで、例えばトマトジュース1缶（240ml）にはリコピンが23mg程度含まれています。トマトジュース1日1缶で、この目安量は、充分に達成出来るのです。βカロテンと同様に、生で食べるよりも加熱したり、油で調理した方が吸収しやすくなります。サプリメントも空腹時ではなく、食事直後に飲むと吸収率が良くなります。過剰症は、今のところ報告されていません。

### (3) ルティン

ルティンは、ホウレン草やケール、ブロッコリー、芽キャベツ

などの緑黄色野菜などに豊富に含まれる非常に抗酸化作用の強い黄色や赤色の色素成分です。最近、加齢黄斑変性の予防や白内障の予防と進行の抑制のために、盛んに研究されている抗酸化物質のひとつであります。

網膜の黄斑部と水晶体に多く存在し、紫外線やテレビ・パソコン・日光などの有害でエネルギーの強い青紫色光をそのフィルター作用によって吸収し、発生する活性酸素を消去して、眼を保護する作用があります。

この黄斑部は、視力にとって最も大切な部分であり、酸素の消費量も多く、このため活性酸素の発生が顕著なことから、黄斑部のルティンの濃度が低下するとその酸化作用によるダメージによって深刻な視力低下をもたらす加齢黄斑変性が高率に発生するわけです。

水晶体におけるルティンが低下すると、白内障の発生率が上ることも報告されています。現在のところ、血液脳関門を通過して、黄斑部に存在できるカルチノイドは、このルティンと良く似た構造を持つゼアキサンチンとアスタキサンチンしかないとされています。このように眼の成人病を予防するために、ルティンは直接眼内に入って、その効力を発揮する数少ない非常に重要な物質と考えられ、関心が高まっているわけなのです。

ルティンの1日の摂取量の目安は、黄斑変性を予防するために1日6mg以上、黄斑変性が発症した場合、その進行を抑えるためには、10mg以上が推奨量とされています。ＷＨＯによると140mgの許容量があり、現在のところ、過剰症が報告されていません。

しかし、ルティン6mgの量は、ホウレン草を160ｇも摂らなければなりません。さらに、バランスの摂れた食生活をしても、野菜に含まれる栄養素量に年々減少傾向があり、ルティンも食事に加えて、サプリメントとしても補助的に、他のカルチノイドや抗酸化ビタミン、ミネラルと併せて摂取することが勧められます。

## (4) アスタキサンチン

　アスタキサンチンもカルチノイドの一種で、リコピンに次いで強力な抗酸化作用を持っています。1日0.6mg以上というわずかな量でも効果があり、網膜にある黄斑部の障害を改善する効果があり、ルティンと同様にアスタキサンチンも網膜に存在する可能性が指摘されています。

　サケやイクラ、エビ、カニ等に含まれる桃赤色の色素成分で、血中の悪玉コレステロールの酸化を抑える効果もあります。唯一動物に存在する抗酸化物質ですが、もともとは、海中のプランクトンを摂取し、体内に蓄積することにより、その色素が反映されるのです。そして、サケが川の浅瀬を遡上する際、その浅瀬に産みつけたイクラの卵にも含まれ、強烈で有害な紫外線から自身を守るための抗酸化色素として役立っているのです。

　アスタキサンチンは、その赤みが加熱しても赤いままで色が変化しないことが特徴で、サケやエビ、イクラなどに多く含まれています。1日の目安量は、1〜10mgで、過剰症は認められていません。また、ルティン、アントシアニン、ビタミンB群とCと共に、血液脳幹門を通過する数少ない抗酸化物質の一つであり、ルティンと併せて摂取すると、その抗酸化力が2割以上アップすることも確認されています。

## (5) ビタミンC

　ビタミンCは、活性酸素を消去し、過酸化脂質の生成を抑える水溶性の抗酸化物質であると共に、ビタミンEを再生することのできる重要な役割を果たしています。

　水溶性であるため、体内に蓄積できず、特に、喫煙や過度のアルコール飲用、ストレス、激しい運動やきつい肉体労働、無理なダイエットなどで、著しいビタミンCの不足を招きます。ビタミ

ンCは、後述するビタミンEやβカロテンと併用することにより、その抗酸化力がアップします。

多く含まれる食品は、レモン、キウイ、アセロラ、グァバ、パセリ、ニガウリ、ブロッコリー、緑茶等ですが、1日100mgを最低限の量として、1日1000mgの摂取では、特に過剰症は問題となっていません。ストレスや喫煙、睡眠不足、激しい運動によって大量に消費されやすく、また水溶性であるため、1日3回程度に分けて、血中濃度が下がらないように摂取することが大切です。

前述のとおり、ビタミンCと併せてビタミンE・βカロテン・亜鉛を併用することで、加齢黄斑変性の発生と進行を抑制することが認められています。

また、水晶体内にも存在して水晶体を透明に保つ作用も認められ、白内障の予防と進行を抑えるために、ビタミンCを継続して摂取することが有用です。同時に、糖尿病網膜症についても網膜の血管を補強し、眼底出血を防止する効果が認められており、糖尿病網膜症の治療にも使用されています。

(6) ビタミンE

ビタミンEは強い抗酸化作用がある脂溶性の物質です。数あるビタミンの中で、βカロテン、ビタミンC、ビタミンEは、活性酸素が体内で発生するのを防いだり、過酸化脂質の生成を防ぐ等、高い抗酸化作用を持っており、この3つを併せてビタミンACE(エース)と呼ばれています。

抗酸化作用以外に、血液の流れをスムーズにする働きや新陳代謝を活発にする効用もビタミンEの大きな特徴です。このため、加齢黄斑変性を予防するために黄斑部の動脈硬化を抑え、その血流を改善して、加齢黄斑変性の発生と進行を抑えることが認められています。

また、網膜の血管硬化を抑え、網膜の血流を改善する効果があ

り、糖尿病網膜症の治療にも使用されています。摂取基準は１日10mg程度ですが、体に発生するフリーラジカルを消去し、眼と体の老化をくい止める目的の摂取であれば、１日100〜200mgを目安にビタミンEをとることが奨められます。

(7) アントシアニン

　黒豆の皮や野生型のブルーベリー（ビルベリー）、赤ブドウの皮などには強い抗酸化作用を持つポリフェノールの一種で、「アントシアニン」という青紫〜赤紫色の色素成分が含まれています。すでにヨーロッパでは、アントシアニンは眼精疲労や糖尿病網膜症、夜盲症といった眼の病気を改善する医薬品としても用いられています。

　このアントシアニンの配糖体が網膜にも良い働きをするためです。すなわち、網膜には、「ロドプシン」という色素体があり光をキャッチすると分解され、瞬時に再合成されます。アントシアニンは、このロドプシンの再合成を促す作用があり、眼の疲労を回復させて、視力を維持し、視界を明るくする働きがあります。また、目の疲れからくる肩こりを改善することも認められています。さらに、瞳孔の大きさや水晶体の厚さを調節して、視力を保持する毛様体筋の血流も改善する働きも併せ持っているため、特に眼精疲労に効果があるのです。

　なお、最近の報告では、黒豆の皮に含まれるアントシアニンが非常にその活性度が高く、眼精疲労と視力の回復に有効であることがわかっています。

　その理由は、アントシアニンの中で最も抗酸化力の強い「シアニジン」が、ビルベリーの30％に比べ黒豆の皮では96％も含まれているためです。

　また、ブルーベリーのサプリメントについては、原料がビルベリー（野生型のブルーベリー）であることを確かめて下さい。栽

培型のものに比べ約 10 倍程のアントシアニンが含まれているからです。

## 3　抗酸化酵素の構成要素として必要なミネラル

### (1) 亜　鉛

　亜鉛はさまざまな働きがあり、眼と体にとって非常に重要なミネラルです。タンパク質の合成、免疫力の強化、インスリン等のホルモンの分泌を助ける重要な働きがあり、体内に存在する非常に強力な抗酸化酵素であるＳＯＤ（スーパーオキシド・ディスムターゼ）の構成成分にもなります。

　すなわち、亜鉛がないとＳＯＤが作り出されないのです。そして不足すると細胞再生がうまくいかなくなり、眼や皮膚、髪、爪などの健康が損なわれます。実際、加齢黄斑変性の患者さんでは、亜鉛の血中濃度が低下しています。

　また逆に、亜鉛に加え、ビタミンＣとＥ及び$\beta$カロテンを併せて摂取すると、加齢黄斑変性の発生と進行が抑えられることが米国の大規模な調査でも認められています。

　さらに、加齢と共に亜鉛の体内への吸収が低下することが指摘されています。必要量は、約10mgで、上限量は、30mgとされています。過剰に摂取すると貧血になることがありますが、100〜300mgまでなら安全と考えられています。摂取基準に示された摂取量は、必要最低限と考えて、サプリメントで補うようにしましょう。

　ちなみに、亜鉛が多く含まれている食品と言えば、海のかきなどの貝類です。さらに牛肉、卵、レバー、玄米などの雑穀類です。また、レモンなどのビタミンＣを多く含む食品と一緒に食べると吸収率が高まります。

(2) セレン

　セレンは、コエンザイムQ10という補酵素が体内で合成される時に欠かせないミネラルです。セレンなしでは補酵素が作り出されず、ビタミンEの働きを助け、体内で過酸化脂質を分解する強力な抗酸化酵素の働きを活性化します。

　セレンが不足すると抗酸化力が弱まり、過酸化脂質が増えて細胞の老化が進むので、動脈硬化、糖尿病網膜症、加齢黄斑変性、白内障が発生し、進行する原因にもなります。厚生省の摂取基準は、男性で35ug、女性で25ugで、上限量は、男性が450ug、女性が350ugです。

　セレンは、極めて少量で効果を発揮するミネラルなので、特にサプリメントを利用する必要はないものと考えますが、バランスの良い偏りのない食事に注意しましょう。

## 4　代謝力をアップする有効成分

(1) ビタミンB1・ビタミンB12

　視神経や眼の筋肉の疲労を解消し視力低下を防ぐために、眼にとって大切な栄養素です。ビタミンB1は、眼と脳や神経系統を正常に保ち、眼の疲労回復に役立ちます。現在、栄養のバランスが悪い食事で、ビタミンB1不足による眼精疲労が非常に増えています。

　ビタミンB1は、眼の神経組織にとって唯一のエネルギー源となるブドウ糖を、体内でエネルギーに転換する際に必要な栄養素です。不足すると視神経に炎症が起こり、視力が著しく低下していきます。

　また、ビタミンB12は眼の粘膜組織を正常に保つ働きをしますので、不足すると角膜や結膜に炎症が起こりやすくなります。

また、視覚情報が、視神経を通る時の伝達作業をスムーズにする働きがあります。ビタミンＢ１、Ｂ12は、豚肉やレバーなどの肉類、うなぎ、しじみ、あさり、イワシ、サバなどの魚介類の他、乳製品や玄米にも含まれています。

### (2) ビタミンＢ２・Ｂ６

　ビタミンＢ２は、脂肪の代謝を助け、動脈硬化を予防する働きがあります。また、皮膚や粘膜を守るので、眼にとっても重要です。特に、疲れによって起こる眼の充血の解消や視力の維持に役立ちます。
　一方、Ｂ６はタンパク質の代謝を助け、免疫機能を高めます。血液を作るためにも欠かせません。不足すると眼精疲労や眼の炎症を起こしますので、欠かさずきちんと摂りましょう。
　ビタミンＢ２は、卵黄や青背魚、乳製品等に、ビタミンＢ６は、レバーや豆類、玄米などに多く含まれています。毎日、１日２～３回に分け、必要な量をきちんと欠かさず摂取して、欠乏しないようにしましょう。

## 5　現在の食生活の中で、サプリメントが必要な理由

　現在の食事ではとりきれない栄養は、サプリメントから摂取するというのが現在の医療の定流となってきています。
　すなわち、現在、野菜などに含まれる栄養素自体が著しく減少傾向にあることと、眼と体の酸化を防ぎ、酵素システムを効率よく働かせるためには、今まで考えられていた所要量では不足すること、さらに、理想的な摂取量を食品のみから摂ろうとするとカロリーオーバーになってしまい、かえって理想的な食事がとれない現実などから、補助的に栄養補助食品を摂取することが奨められているわけです。

## 6　サプリメントの商品を選ぶ5つのポイント

　宣伝文句に惑わされないためには、パッケージのラベルをじっくりとチェックし、なおかつ、直接問い合わせてみて信頼できるサプリメントメーカーの商品を選ぶことが大切です。サプリメントの商品選びのポイントは次の点です。

### (1) 摂取量や成分、原材料、注意事項、賞味期限などの明確な表示があること

　メーカーの自主判断で表示する項目が多く、信頼性を図る目安になります。有効成分の量が明記されているか、原材料のコーティング剤などの添加物が明確に記載されているかを確認して下さい。

　例えば、栄養素の含有量が少なく、コーティング剤に糖分がたくさん使用され、お菓子のようになっているサプリメントは、有効性が低いばかりかカロリーオーバーの原因ともなります。

### (2) 問い合わせ先の明確な表示があること

　商品に表示されている問い合わせ先に一度連絡をしてみて、摂取する時の注意点を聞いてみて下さい。そして、その対応が迅速かつ誠実であるか確認して下さい。

### (3) 食品リスクに関わる情報提供

　主に副作用や他の商品や薬剤との相互作用について、商品のパッケージやインターネットのホームページなどで、最新の情報提供をしているか確認して下さい。

## 7　サプリメントの賢い摂取方法

　基本的には、商品に記載されている「召し上がり方」や「注意事項」を守ってサプリメントを摂取して下さい。1日の目安量を1日2〜3回に分けて飲んだ方が吸収率が良いと思われます。特に、ビタミンCの様に水溶性の強いものは、体内に蓄積できないため、3回に分けて摂取して下さい。
　水溶性のものなら空腹時に、ビタミンEの様に脂溶性のものなら食事の直後に飲んだ方が吸収率が向上します。なお、副作用や過剰症は、本書で取り上げた種類の抗酸化物質や栄養素については、深刻なものは、今のところ報告されていません。

## 8　眼と体の抗加齢物質の他に必要なこと

　これまで取り上げた抗酸化物質に加えて、活性酸素に伴う眼と体の老化と眼の成人病を防止するために、必要な事項についても述べます。
　それには、まず身近な生活習慣を見直し、改善して、継続することが最も大切なのです。眼の健康にとっては光刺激による老化と眼の中の細かい血管の老化による障害が大きな原因で、その予防対策が重要です。

### (1) 有害な太陽光線から眼と体を守る

　第1に紫外線・青紫色光等の有害な太陽光線から眼を守ることが大切です。これは白内障、加齢黄斑変性、翼状片（角膜に結膜の組織が侵入する病気）などの予防と進行の抑制に非常に大切です。加齢黄斑変性によっても日光の青紫色光と紫外線が最も重要な危険因子の一つとされ、また白内障においてもその原因に紫外

線が関係しているとされています。

　その根拠として、地球上においても温帯地域よりも、紫外線の著しく多い熱帯地域や、特に空気が薄くて紫外線の強いネパールやチベットなどの高地に、白内障が非常に多いことが判明しているからです。

　特に、フロンガスの増加によるオゾン層の破壊のため、紫外線が著明に増加している現在、有害な太陽光から眼を守る対策は、白内障と加齢黄斑変性の予防に必須です。

　このため、外出時には有害な太陽光線を防ぐため、紫外線だけではなく、有害な青紫色光もカットする黄色からオレンジの色調のサングラスを装用し、同時にツバの広い帽子や日傘も使用して日光を避けることが大切です。ただしサングラスもファッション用グラスと品名欄に書かれたものは紫外線カット機能がついていないものが多いので要注意です。

　つまり、ただ黒いカラーだけがついているファッションレンズは、かえって瞳が広がり紫外線などの有害光がより多く眼の中に入って、百害あって一利なしなのです。しかも、UVカットのレンズでもUVBだけしかカットしない商品が大半を占めています。これでは、白内障や加齢黄斑変性になる危険を増やしてしまうだけなのです。このため、UVAとUVBを共にカットし、表示が紫外線透過率0.1％以下の商品を選ぶことをおすすめします。

　同時に、フレームも側方から日光が入ってサングラスの中で反射して眼の中で散乱する問題があるため、ゴーグルタイプで横も覆えるものがおすすめです。

　コンタクトレンズを使用しておられる方は、紫外線カットのソフトコンタクトレンズを装用したうえで、有害な青紫色光もカットするサングラスを装用するとより有効です。

　また、オゾン層の破壊により、ＵＶＡよりも約1000倍有害なＵＶＢも、地上により多く届くようになりました。これは眼と皮膚

を障害するだけではなく、遺伝子のＤＮＡにも独特の障害を発生させ、そして、照射後も約10日間にわたり免疫力が著しく低下することが報告されています。このため出来るだけ長袖を着用し、眼以外の皮膚も有害な光線から守るようにしたいものです。

### (2) 止めたいタバコ！受動喫煙にもご注意

タバコの煙とタールには眼と体の細胞を傷つけ、遺伝子まで障害する、3000種類以上もの強烈で有害なフリーラジカルが含まれていて、眼と体に著しい量の活性酸素を発生させます。

このため、加齢黄斑変性においても、喫煙は最大の危険因子とされています。しかも、総喫煙量が多いほど、そのリスクが増すことがわかっています。また、禁煙者に比べ、１日20本以上の喫煙者では、白内障発生率が２倍以上も多いといわれています。

また、糖尿病網膜症や高血圧や動脈硬化に伴う網膜症でも、網膜に大切な栄養や酸素を供給する網膜血管を収縮させて細くし、同時に、動脈硬化が進行して血栓も発生しやすくなります。また、緑内障でも視神経を保護する毛細血管の血流が悪化し、視神経が障害され、緑内障が悪化することも報告されています。

このように眼の成人病を発生したり、悪化させる重要な危険因子となるので禁煙に留意され、さらに、受動喫煙にもご注意なさって下さい。また、40歳で禁煙すると10歳は寿命が伸びるという報告もあります。タバコを吸っている方がいたら是非教えてあげて下さい。

### (3) 控えたい過食・高脂肪食とアルコール

眼と体の生活習慣病を予防するために、大切なポイントは、眼と体によい正しい食生活です。

それは、まず、第一に前述した抗酸化力の強い色素成分を多く含む新鮮な緑黄色野菜などを毎日摂取することです。そして、こ

のような抗酸化成分に加えて、抗酸化ビタミンやタンパク質、ミネラル等の必要な栄養素をバランス良く摂り、同時に全体の摂取カロリーを減らす方法が、眼と体の若さを保つ長寿の秘訣なのです。

　多くの研究において必要な栄養素をバランス良く保った上で摂取カロリーを三分の二にすると、1.3倍は長生きし、老化が抑えられることが証明されているのです。

　タンパク質も肉類からだけではなく、青背魚類からの摂取も非常に大切です。イワシ、アジ、サンマとカツオ、マグロなどの魚類には、タンパク質と共に良質の必須不飽和脂肪酸（DHAやDPA）が多く含まれ、眼と体の細かい血液循環を改善し、継続した摂取で視力向上が報告されています。

　また、食習慣のもう一つの注意点として、急激な血糖や脂肪の上昇を抑える食事法が大切です。これは、血液中の糖分が急激に増加すると、体からインスリンホルモンが余分にでて、脂肪が合成されるだけではなく、動脈硬化が進み、老化が促進され眼と体の血管が障害されるのです。さらに、高血糖のため、血液成分がベトベト化し、血中脂肪も増加することでドロドロ血となり、眼や脳などの細かい血管が障害され、血管閉塞に伴う眼底出血などの誘因となります。

　その対策として、精製された「四白」（白米、白パン、白麺、白砂糖）の多食を控え、適量とすることと、出来るだけ食事の最初に野菜や海藻などの繊維類や、タンパク質から食べ始めることや、ご飯やパンは精製されたものではなく、出来るだけ胚芽入りや雑穀を入れ、同時に海藻、きのこの食物繊維と併せて摂ると急激な血糖や脂肪の上昇が抑えられます。

　最近では、食前に寒天を100〜200ｇ程度を摂取してから食事をすると、寒天の水溶性と不溶性の両方の食物繊維の有用性から吸収がゆっくりとなり、血糖値の上昇が抑えられ、高脂血症や高血

糖、肥満が改善される例も報告されています。

　また、食事は一口30回以上噛んで、ゆっくり楽しく食べることも大切です。良く噛むことで過食を防止し、ゆっくりした食事により血糖や脂肪の急激な上昇を抑えられます。また、楽しい会話により情緒の安定化も図ることが出来ます。

　ただし、夜の脂肪と糖分の組み合わせの食事は、控えめにすべきでしょう。大半は、脂肪になるからです。夜のフルコース後のデザートや、和食でもすき焼きのような脂肪と砂糖の組み合わせが最も体重を増加させます。できればお菓子やデザートは食後ではなく、食間のおやつとして適量のみ摂取するようにしましょう。カロリーゼロの羅漢果（らかんか）などの天然の甘味料を補助的に利用するのもひとつの方法です。

　気を付けたい食習慣として、お酒の摂りすぎは食欲亢進剤となります。高カロリーのつまみにも注意なさって下さい。飲み過ぎるとアルコールの分解する過程で、大量の活性酸素が発生してしまい、肝障害だけでなく眼と体の成人病の誘因となります。もし、どうしても飲むのなら、抗酸化作用の強いアントシアニンを含む赤ワインを適量飲むのがベストと考えられます。

### (4) 質の良い睡眠を大切に

　質の良い睡眠は、眼と体にとって非常に大切です。

　眼精疲労を訴える人をみていると、眼の酷使の他に生活が不規則になりがちな点も共通しています。年々日本人の睡眠時間は短くなる傾向にあり、深夜もテレビ、ゲーム、パソコンに向かっている人も多いのですが、こうした生活習慣がしつこい眼精疲労を含めた、全身の眼と体の成人病の誘因となることも非常に多いのです。

　すなわち、眼と体が日中の活動により障害された組織を修復するために、睡眠によって眼と体を休ませることにより、障害組織

を修復するための細胞分裂が行われるのです。そのために、睡眠時に脳下垂体から成長ホルモンが分泌されますが、その分泌は、午後10時から午前3時頃にかけてが最もピークとなっています。

その時間に起きていることは、眼と体の老化を防止するために非常にマイナスになります。そして、遅い時刻の就寝を続けることによって眼も日中の活動によって障害された細胞のダメージからの回復する力が低下していくのです。

このように良質で深く十分な睡眠を確保するために、遅くても12時前には、就寝をする習慣をつけましょう。また、深い睡眠をとるために大切なポイントは、就寝前に食べないことです。就寝前の少なくとも2時間以内は、夜食の習慣も控えましょう。

深い睡眠により成長ホルモンの分泌が盛んになりますが、そのポイントは、空腹・適度の運動・心の安静による深い眠りです。また、寝室の照明環境も重要で、夜中でも街灯の光が室内に入ってこないかどうかチェックし、遮光カーテンを利用しましょう。そして、夜間の騒音などの対策にも気を付けてください。

また、就寝前から少しずつ部屋の照度を落とした状態にすることも大切です。布団や枕の状態も大切で、じめじめせず乾燥させた布団で熟睡しましょう。枕も、最近では首や肩の負担にならない頭の自然な重みを受け止める良い製品が発売されています。

さらに、寝る前のリラクゼーションも大切で、交感神経が緊張すると神経が高ぶって寝付きが悪くなります。

寝る前に気持ちが安らかになるように、副交感神経が優位となるように、ぬるま湯でゆったりとした音楽を聴きながら半身浴をしたり、心の安らぐ音楽（ヒーリングミュージック）を聴きながら入浴後にストレッチを行ったり、軽いマッサージを受けたりするリラクゼーションの時間が快い良質の睡眠の足がかりとなります。

夜の間食や寝酒の習慣は、睡眠の質を低下させるだけでなく、

夜の血糖値を上昇させ肥満と糖尿病を招き、成長ホルモンの分泌を抑えるなど、百害あって一利なしです。さらに、老化も促進されてしまうのです。

　このように睡眠は、障害され疲労した眼と体を修復し回復させる最も重要な手段です。そのため、うまく工夫しながら良質で充分な睡眠時間をお取り下さい。

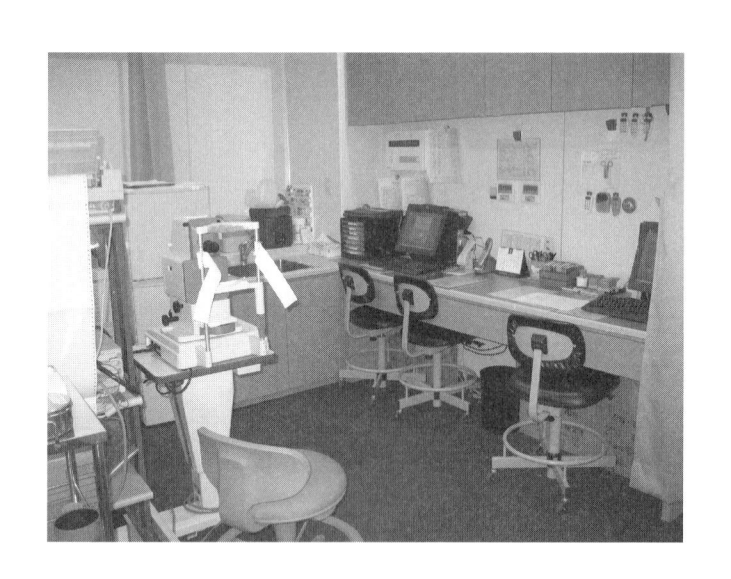

# 索引

■ あ
アスタキサンチン　211
アトピー性皮膚炎　185
アトロピン　105
アレルギー性結膜炎　184
アントシアニン　213
あおそこひ　61
亜鉛　127, 214
萎縮型　116, 121
医療費抑制　18

■ い
インスリン依存型糖尿病　151
インスリン非依存型糖尿病　151
1型糖尿病　151

■ う
生まれつきの濁り　98
運転免許の更新　46

■ え
エキシマレーザー　166
円孔　109
遠近同時視タイプ　36
遠視　30

■ お
黄斑　115
　―移動手術　125
　―円孔　128
　―浮腫　140, 144
オゾン層　219

■ か
カメラ　39
外傷白内障　41
開放隅角緑内障　67, 72
核　42, 43
角膜内皮細胞　48
角膜混濁　21
角膜白斑　190
角膜ヘルペス　180, 205
偏った報道　18
活性酸素　120, 207
花粉症　184
加齢黄斑変性　24, 115
加齢白内障　39
眼圧検査　75
眼窩蜂窩織炎　180
眼球鉄錆症　193
眼筋麻痺　163, 196
眼瞼炎　185
眼精疲労　29, 202
桿体　193
眼底検査　76, 131

■ き
機械的圧迫説　69
喫煙　120
球結膜下出血　183
急性球後視神経炎　206
急性出血性結膜炎　182
急性緑内障発作　73
共働性斜視　195
虚血性神経症　163

—225—

近視　30
近用鏡　31

■ く
クロロキン網膜症　193
グルタチオン点眼薬　45
屈折異常　189

■ け
蛍光眼底造影検査　121, 158
外科的手術　89
血圧　132
血液循環障害説　69
原発開放隅角緑内障の治療　82
原発閉塞隅角緑内障　70, 73
　　－の治療　84

■ こ
コエンザイムＱ10　215
コラーゲン繊維　99
コンプライアンス　92
ゴールドマン圧平眼圧計　75
ゴールドマン視野計　78
抗凝固剤　49
抗酸化酵素　207
抗酸化ビタミン　126, 208
抗酸化ミネラル　126
高圧酸素療法　147
高眼圧症　69
高血圧　131, 139
　　－治療ガイドライン　133
　　－の眼底変化　135
高血圧網膜症　137
高血糖　149
高脂肪食　220
高浸透圧薬　87

硬性白斑　154
光線力学療法　123
交代視タイプ　36
後嚢　43
後発白内障　58
後部硝子体剥離　100, 106, 108

■ さ
サプリメント　216, 217
サルコイドーシス　191
細菌性結膜炎　182
細隙灯顕微鏡検査　74
三叉神経痛　206
霰粒腫　180

■ し
シアニジン　213
ジアテルミー　111
紫外線　219
　　－の影響　41
視神経萎縮　83, 192
視神経線維層欠損　76
視野狭窄　83
視野検査　77
質の良い睡眠　222
自動視野計　78
斜視　195
重症筋無力症　196
手術後の注意点　57
出血斑　137, 154
硝子体　95, 97
　　－出血　103, 157
　　－切除術　103
　　－混濁　190
　　－手術　113, 144, 160
睫毛乱生　204

神経症　152
神経上皮　107
神経性眼精疲労　203
滲出型　116, 122
滲出斑　137
腎症　152
新生血管　116, 156
　　　―抜去手術　124
　　　―緑内障　162
新生児涙嚢炎　187

■ す
ステロイド　71
錐体　193

■ せ
セレン　215
生活習慣病　19
正常眼圧緑内障　68, 72
　　　―の治療　83
正常の眼圧　66
成人病の治療　20
赤外線眼底造影検査　121
接触性皮膚炎　185
隅角癒着剥離術　90
線維柱帯切開術　90
線維柱帯切除術　89
全眼球炎　180, 205
前増殖網膜症　155
先天白内障　41
先天緑内障　67

■ そ
ソフトアクリルレンズ　51
増殖膜　157
増殖網膜症　103, 114, 139, 156

続発性網膜剥離　107
続発緑内障　71

■ た
タバコ　220
唾液腺ホルモン　45
多焦点レンズ　54
炭酸脱水酵素阻害薬　86, 87
単純網膜症　154

■ ち
チン小帯　47
着色眼内レンズ　52
中心窩　115
中心性脈絡網膜症　120, 197
超音波乳化吸引術　49
調節力　28
調節麻痺　193
治療の心構え　91

■ つ
つきめ　205

■ て
定期的な受診　92
抵抗血管　133

■ と
等感度曲線　78
糖尿病　20, 48
　　　―黄斑症　162
　　　―角膜症　163
　　　―網膜症　23, 149
動脈硬化　131, 139
　　　―の眼底変化　135

―227―

■ な
内視現象　95
内反（逆さまつげ）　204
軟性白斑　137, 156

■ に
入院期間　56
乳頭陥凹の拡大　76
乳頭蒼白化　76
２型糖尿病　151

■ の
脳下垂体腫瘍　199
嚢外摘出術　51

■ は
ハードプラスチックレンズ　51
バイフォーカルコンタクトレンズ
　36
ハンフリー視野計　78
白内障　21, 39
　―の薬物療法　45
麦粒腫　179

■ ひ
ヒアルロン酸　99
ピノレキシン点眼薬　45
ピロカルピン点眼薬　84
ビスダイン　123
ビタミンA欠乏症　193
ビタミンB12　215
ビタミンB1　215
ビタミンB2　216
ビタミンB6　216
ビタミンC　211
ビタミンE　212

日帰り手術　54, 55
光凝固　165
　―治療　122
皮質　42, 43
非接触眼圧計　75
飛蚊症　24, 95
病的な飛蚊　102

■ ふ
フリクテン性結膜炎　183
ブェルム暗点　80
ブルーベリー　213
プロスタグランジン関連薬　86
副交感神経作動薬　86
複視　47
ぶどう膜炎　104, 191

■ へ
ベータ遮断薬　84
ベーチェット病　191
平均寿命　17
$\beta$カロテン　208

■ ほ
房水　64
本態性高血圧　134

■ ま
麻痺性斜視　195

■ め
目の成人病　19
眼と体の抗加齢物質　218
眼の屈折状態　29

■ も
毛細血管瘤　154

網膜　22
　－血管閉塞症　24
　－細動脈の反射亢進　135
　－色素上皮　107
　－色素上皮細胞　116
　－色素変性症　194, 198
　－上膜　129
　－静脈分枝閉塞症　140
　－静脈閉塞症　139
　－中心静脈閉塞症　140
　－動静脈交叉現象　136
　－動脈分枝閉塞症　146
　－動脈閉塞症　145
　－剥離　23, 101, 102, 107, 157, 160
　－剥離の治療　110
　－浮腫　137
　－裂孔　102, 107

■ や
ヤグレーザー　59, 165
薬物療法　82
夜盲症　193

■ り
リコピン　209
流行性角結膜炎　180, 181
緑内障　23, 61
　－疫学調査　62
　－の治療　82
　－の定義　61
　－の薬物療法　84
　－の有病率　62
　－の予後　91

■ る
ルティン　126, 209
累進帯　34
累進多焦点　32
涙道閉塞　187
涙嚢炎　187

■ れ
冷凍凝固　112
レーザー　165
　－虹彩切開術　84, 88
　－線維柱帯形成術　83, 88
　－治療　58, 82, 88
　－光凝固術　24, 139
　－網膜光凝固術　158
裂孔原性網膜剥離　107

■ ろ
ロドプシン　213
老眼　27
老眼鏡　31
老視　21
　－の発現年齢　29
老人医療費　17
濾過手術　89

# 参考資料

**薬剤・衛生材料**

　　大塚製薬（株） ……………………232
　　キッセイ薬品工業（株） ……………233
　　（株）三和化学研究所 ………………234
　　ノバルティスファーマ（株） ………235
　　万有製薬（株） ……………………236
　　参天製薬（株） ……………………237
　　千寿製薬（株） ……………………238
　　日本アルコン（株） ………………239
　　ファイザー（株） …………………240
　　オオサキメディカル（株） …………241

**レンズ・眼科関連機器**

　　（株）メニコン ……………………242
　　ロート製薬（株） …………………243
　　味の素トレーディング（株） ………244
　　エイエムオー・ジャパン（株） ……245
　　（株）キーラー・アンド・ワイナー …246
　　ジャパンフォーカス（株） …………247
　　（株）ジャメックス …………………248
　　（株）中電シーティーアイ …………249
　　（株）トプコン ……………………250
　　（株）ニデック ……………………251
　　日本アルコン（株） ………………252
　　（株）はんだや ……………………253
　　ボシュロム・ジャパン（株） ………254
　　（株）リィツメディカル ……………255

緑内障・高眼圧症治療剤　塩酸カルテオロール点眼液　指定医薬品

# ミケラン®点眼液1%・2%
Mikelan® ophthalmic solution

薬価基準収載

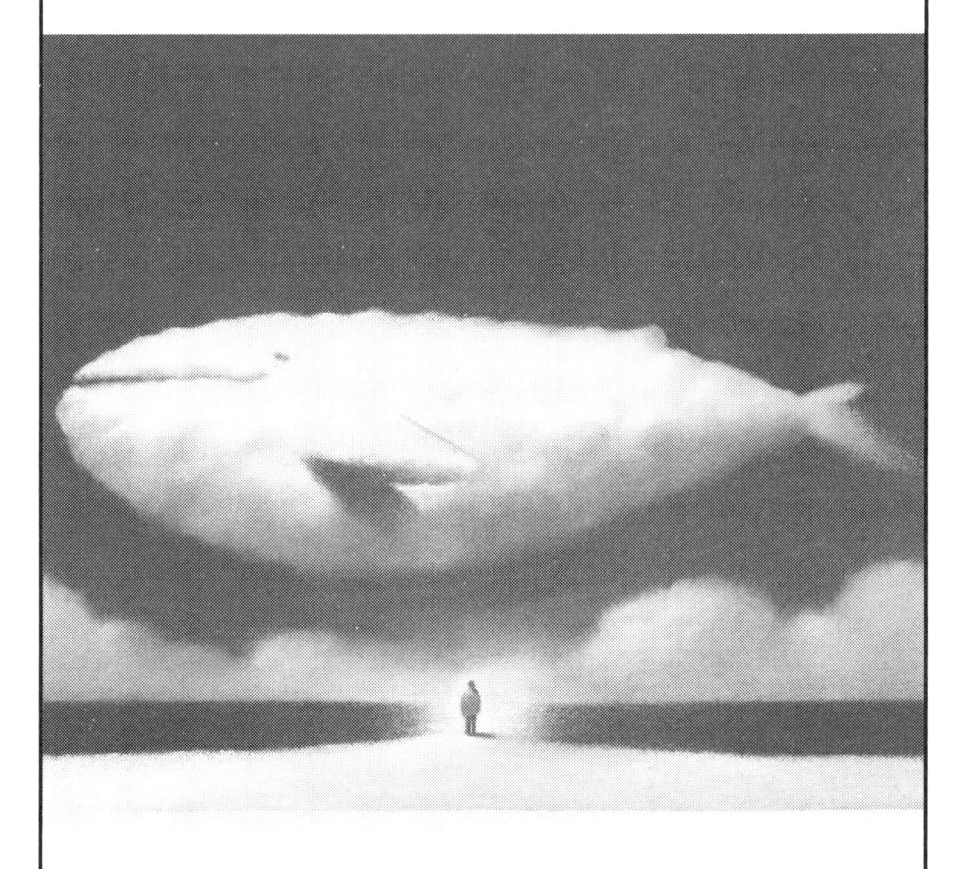

◇効能・効果、用法・用量、禁忌を含む使用上の注意等は、製品添付文書をご参照ください。

製造販売元
**大塚製薬株式会社**
東京都千代田区神田司町2-9

資料請求先
**大塚製薬株式会社**
**信頼性保証本部　医薬情報センター**
〒101-8535 東京都千代田区神田司町2-2
大塚製薬神田第2ビル

〈'05.07作成〉

参考資料

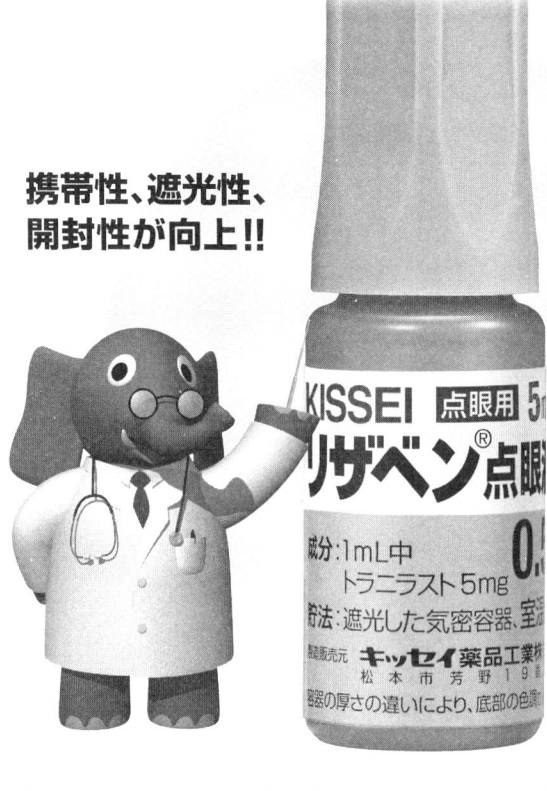

## ボトルが新しくなりました！

携帯性、遮光性、開封性が向上!!

**禁忌（次の患者には投与しないこと）**
本剤の成分に対し過敏症の既往歴のある患者

効能・効果　アレルギー性結膜炎
用法・用量　通常、1回1〜2滴を1日4回（朝，昼，夕方及び就寝前）点眼する。
使用上の注意
1. 重要な基本的注意
重症例には本剤単独では十分な効果が得られないので、他の適切な治療法への切替えあるいはそれとの併用を考慮し、本剤のみを漫然と長期に使用しないこと。
2. 副作用
トラニラスト点眼液が投与された5,951例中、副作用が報告されたのは72例（1.21％）88件であった。その主なものは、刺激感・しみる22件（0.37％）、眼炎12件（0.20％）、眼瞼痒感12件（0.20％）、眼瞼皮膚炎8件（0.13％）などであった。
（再審査終了時）

| | 頻度不明 | 0.1〜5％未満 |
|---|---|---|
| 過敏症[注] | 接触性皮膚炎（眼周囲） | 眼瞼皮膚炎、眼瞼炎 |
| 眼 | 結膜充血、眼瞼腫脹 | 刺激感、痒感 |

注）：発現した場合には、投与を中止するなど適切な処置を行うこと。

3. 妊婦、産婦、授乳婦等への投与
妊娠中の投与に関する安全性は確立していないので、妊婦（特に約3カ月以内）又は妊娠している可能性のある婦人には投与しないことが望ましい。［動物実験（マウス）で、本剤の経口大量投与により、骨格異常例の増加が認められている。］
4. 小児等への投与
低出生体重児、新生児、乳児に対する安全性は確立していない（使用経験がない）。
5. 適用上の注意
（1）投与経路：点眼用にのみ使用すること。
（2）点　眼　時：容器の先端が直接目に触れないように注意すること。
　　　　　　　　眼周囲等に流出した液は拭き取ること。

### リザベン点眼液の特性

❶ 季節性および通年性のアレルギー性結膜炎に効果を示す点眼液です。
❷ 瘙痒感、眼脂、結膜充血をはじめ、結膜濾胞も改善します。
❸ pH7.0〜8.0、浸透圧比0.9〜1.1の点眼液です。
❹ ケミカルメディエーター（ヒスタミン、ロイコトリエン等）の遊離を抑制します（*in vitro*）。
❺ 副作用発現率は1.21％（72/5,951例）でした。
副作用の内訳は、刺激感・しみる（0.37％）、眼瞼炎（0.20％）、眼瞼痒感（0.20％）、眼瞼皮膚炎（0.13％）などでした。
（再審査終了時）

## アレルギー性結膜炎治療剤
指定医薬品
### リザベン®点眼液

一般名 トラニラスト　薬価基準収載

製造販売元
**キッセイ薬品工業株式会社**
松本市芳野19番48号　http://www.kissei.co.jp
資料請求先：製品情報部　東京都中央区日本橋室町1丁目8番9号
TEL：03-3279-2304

RZE016XT
2006年9月作成

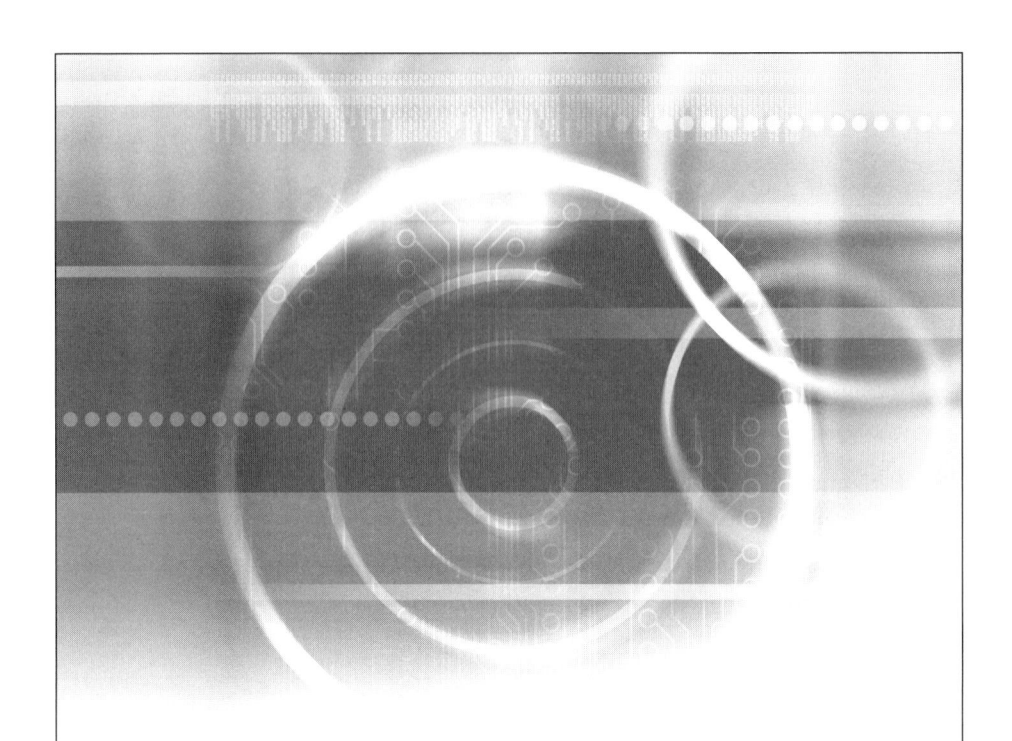

## 三和化学研究所の眼科疾患用製剤ラインナップ

**循環障害改善剤** 薬価基準収載
**カルナクリン®** 錠25 / 錠50 / カプセル25
（カリジノゲナーゼ製剤）　CARNACULIN
●指定医薬品

**炭酸脱水酵素抑制剤** 薬価基準収載
**ダイアモックス® 末**
日本薬局方 アセタゾラミド　DIAMOX
●処方せん医薬品 注）

**炭酸脱水酵素抑制剤** 薬価基準収載
**ダイアモックス® 錠**
（アセタゾラミド錠）　DIAMOX 250
●処方せん医薬品 注）

**炭酸脱水酵素抑制剤** 薬価基準収載
**注射用 ダイアモックス®**
（アセタゾラミドナトリウム注射剤）　DIAMOX PARENTERAL
●処方せん医薬品 注）

注）注意－医師等の処方せんにより使用すること

●効能・効果、用法・用量、禁忌を含む使用上の注意等につきましては製品添付文書をご参照ください。

製造販売元
**株式会社 三和化学研究所**
名古屋市東区東外堀町35番地 〒461-8631
SKK　●ホームページ http://www.skk-net.com/

資料請求先・問い合わせ先
コンタクトセンター
**0120-19-8130**
受付時間：月－金 9:00－17:00（祝日は除く）

2006年10月作成

参考資料

◊ NOVARTIS

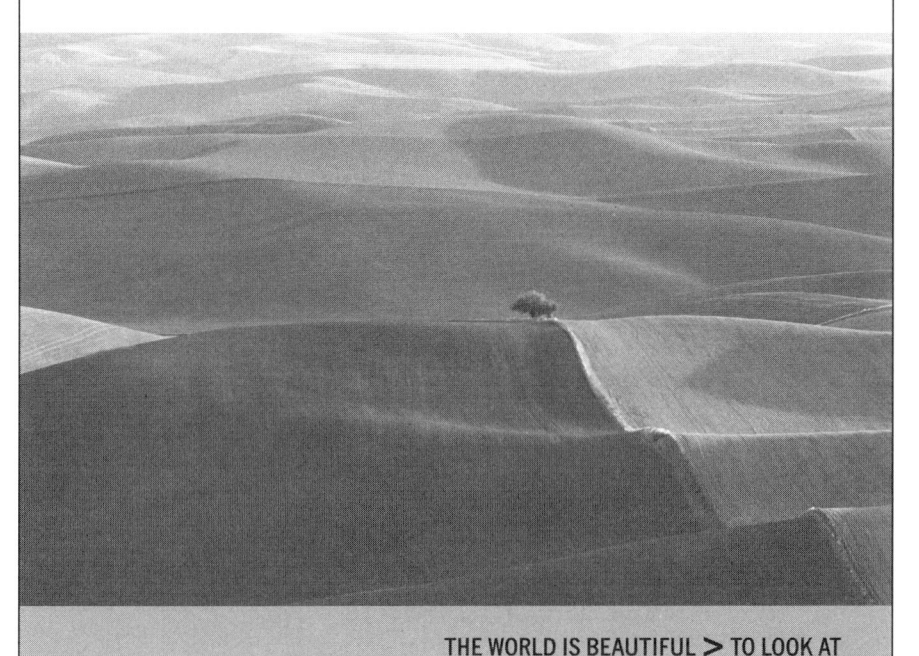

THE WORLD IS BEAUTIFUL > TO LOOK AT

加齢黄斑変性症治療剤（光線力学的療法用製剤）　薬価基準収載

# ビスダイン® 静注用 15mg

劇薬　指定医薬品　処方せん医薬品　注意—医師等の処方せんにより使用すること

Visudyne®　　　　　　　　　静注用ベルテポルフィン

「効能又は効果」、「用法及び用量」、「警告・禁忌を含む使用上の注意」等については製品添付文書をご参照ください。

製造販売　　　　　［資料請求先］
ノバルティス ファーマ株式会社
東京都港区西麻布4-17-30 〒106-8618

NOVARTIS DIRECT
☎ 0120-003-293
www.novartis.co.jp/direct/

2005年9月作成

# BANYU
A subsidiary of Merck & Co., Inc.,
Whitehouse Station, N.J., U.S.A.

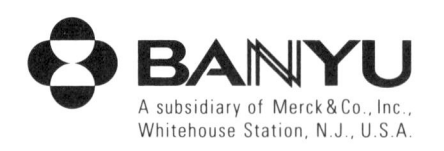

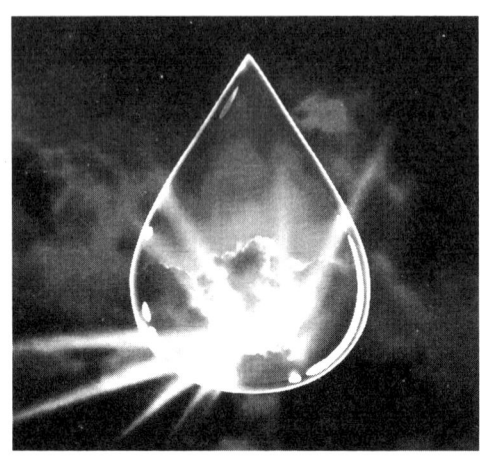

# TRUSOPT®

点眼用炭酸脱水酵素阻害剤 〈薬価基準収載〉

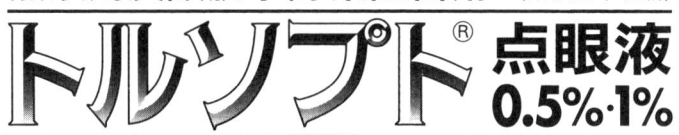

## トルソプト® 点眼液 0.5%・1%

緑内障・高眼圧症治療剤　〔塩酸ドルゾラミド点眼液〕

指定医薬品，処方せん医薬品：注意―医師等の処方せんにより使用すること

【禁忌】、【効能・効果】、【用法・用量】、【使用上の注意】等詳細については、製品添付文書をご参照ください。

製造販売元　[資料請求先]
**万有製薬株式会社**
〒102-8667 東京都千代田区九段北1-13-12 北の丸スクエア
ホームページ http://www.banyu.co.jp/

2006年4月作成
®Trademark of Merck & Co., Inc., Whitehouse Station, N.J., U.S.A.

04-07 TRU 06-J-A07-J

参考資料

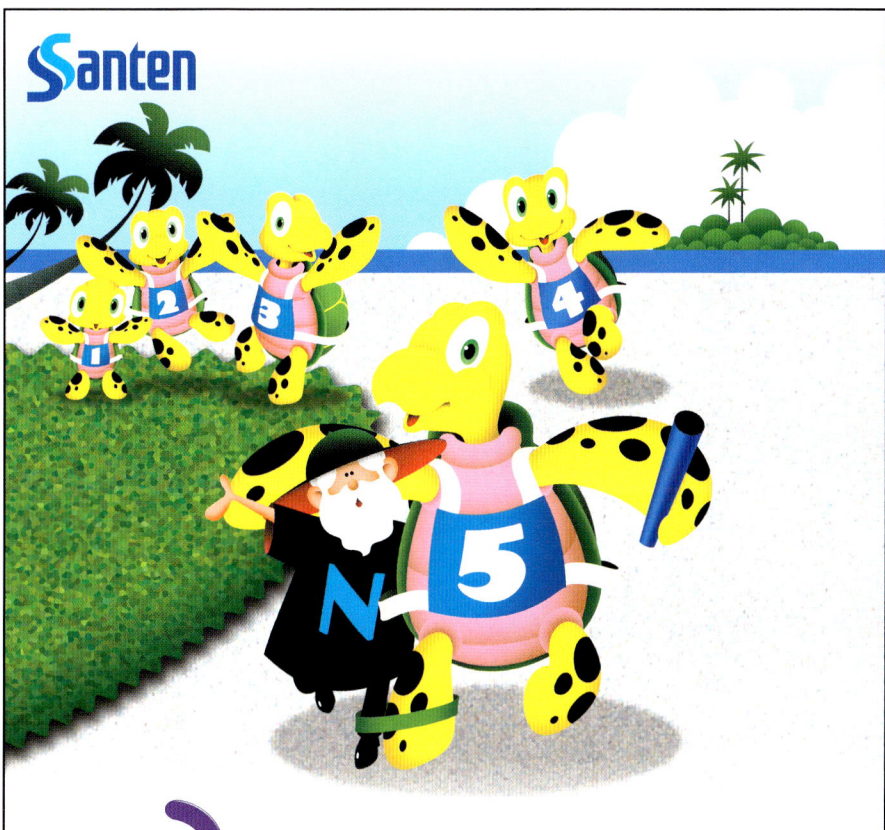

# Santen

緑内障・高眼圧症治療剤
指定医薬品

# デタントール®0.01%点眼液

塩酸ブナゾシン点眼液
Detantol® 0.01% ophthalmic solution

薬価基準収載

■ 〔効能・効果〕、〈効能・効果に関連する使用上の注意〉、〔用法・用量〕、〔禁忌を含む使用上の注意〕等については、添付文書をご参照下さい。

製造販売元　参天製薬株式会社
大阪市東淀川区下新庄3-9-19
資料請求先 医薬事業部 医薬情報室

提携　Eisai エーザイ株式会社
東京都文京区小石川4-6-10

2006年9月作成
DT06IA5

# Santen

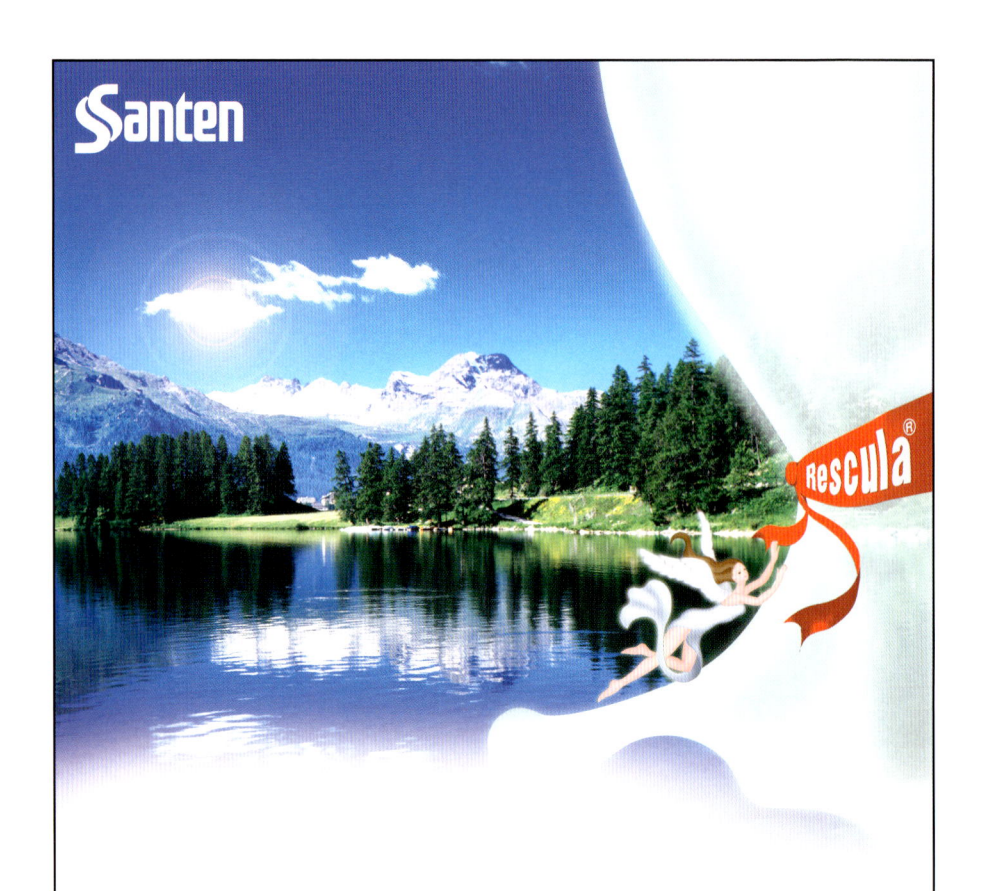

代謝型プロスタグランジン系
緑内障・高眼圧症治療剤　[薬価基準収載]

## レスキュラ® 点眼液

Rescula® Eye Drops ［イソプロピル ウノプロストン点眼液］

指定医薬品

● 〔効能・効果〕、〔用法・用量〕、〔使用上の注意〕等については、添付文書をご参照下さい。

製造販売元
株式会社アールテック・ウエノ
兵庫県三田市テクノパーク4-1

販売元
参天製薬株式会社
大阪市東淀川区下新庄3-9-19
資料請求先 医薬事業部 医薬情報室

2006年9月作成
06IA5

参考資料

**MIKELAN**®

**緑内障・高眼圧症治療剤**

指定医薬品 **ミケラン®点眼液 1%・2%**
MIKELAN® OPHTHALMIC SOLUTION
塩酸カルテオロール点眼液　　　薬価基準収載

効能・効果、用法・用量、禁忌を含む使用上の注意等については添付文書をご参照ください。

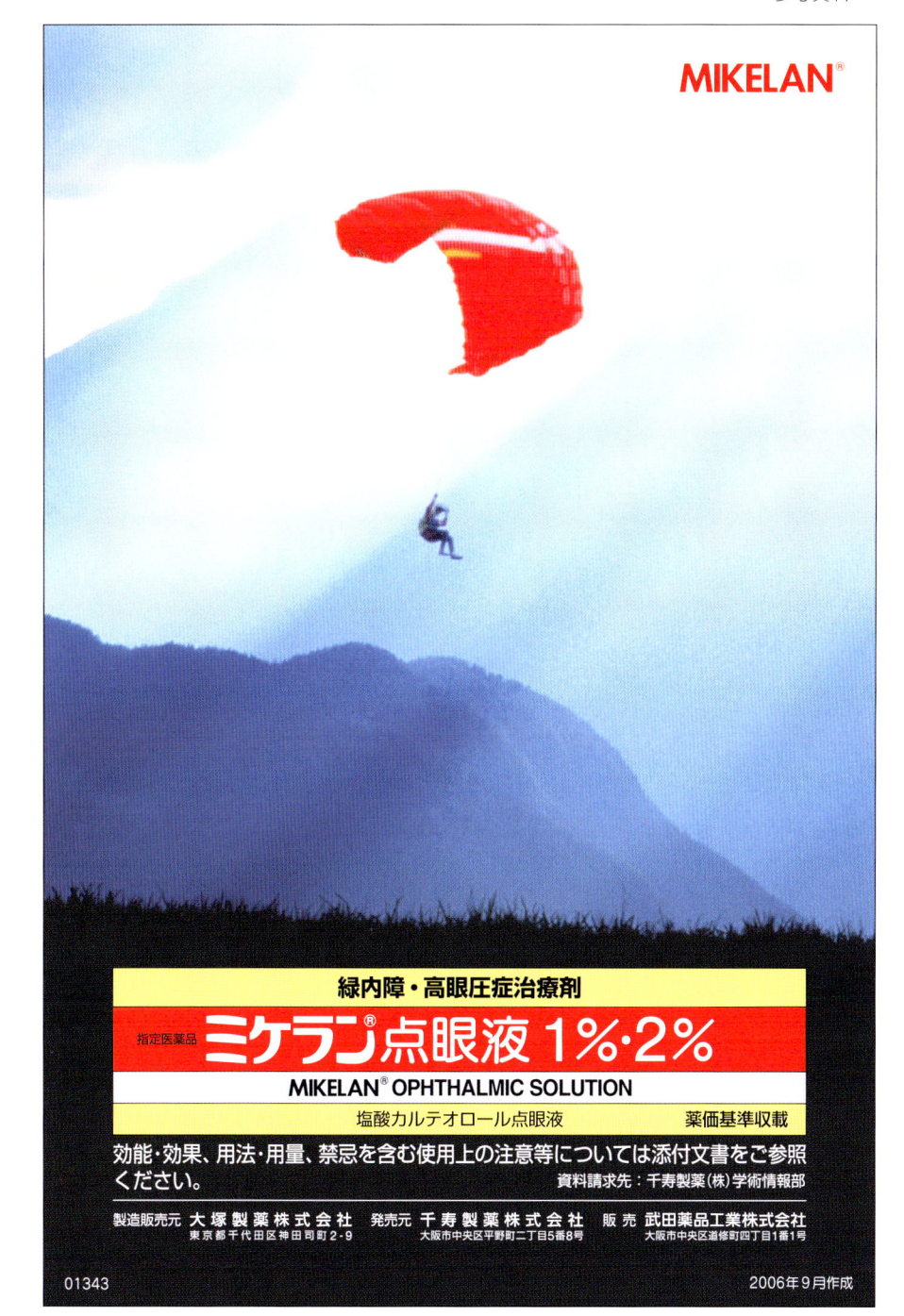

資料請求先：千寿製薬（株）学術情報部

製造販売元　**大塚製薬株式会社**
東京都千代田区神田司町2-9

発売元　**千寿製薬株式会社**
大阪市中央区平野町二丁目5番8号

販売　**武田薬品工業株式会社**
大阪市中央区道修町四丁目1番1号

01343　　　　　　　　　　　　　　　　　　　　　　　　　　2006年9月作成

TEARBALANCE

## 角結膜上皮障害治療用点眼剤
# ヒアルロン酸ナトリウム点眼液

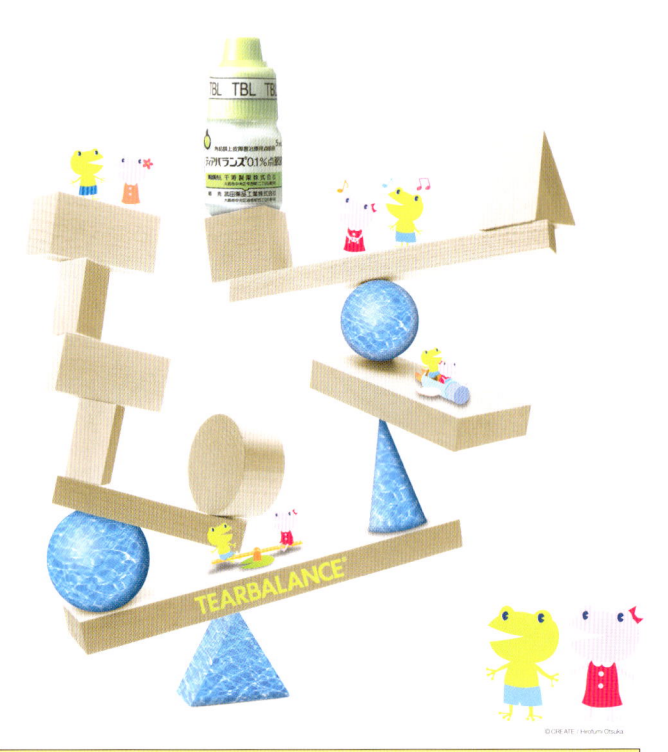

---

**角結膜上皮障害治療用点眼剤**

**指定医薬品 ティアバランス® 0.1％点眼液**

TEARBALANCE® 0.1% OPHTHALMIC SOLUTION

ヒアルロン酸ナトリウム点眼液　　　薬価基準収載

効能・効果、用法・用量、使用上の注意等については添付文書をご参照ください。

資料請求先：千寿製薬(株)学術情報部

製造販売元　千寿製薬株式会社
大阪市中央区平野町二丁目5番8号

販売　武田薬品工業株式会社
大阪市中央区道修町四丁目1番1号

2006年9月作成

参考資料

# Alcon

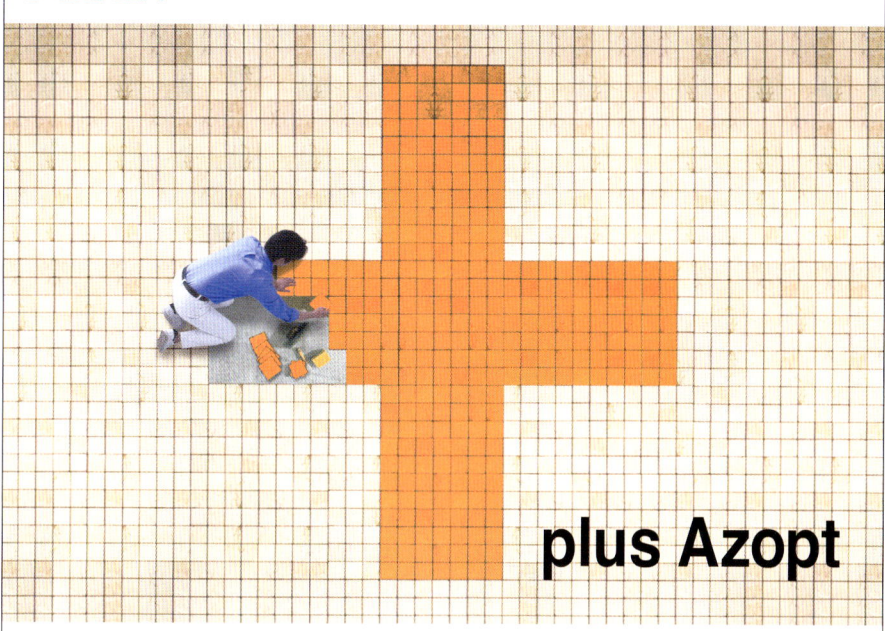

## plus Azopt

炭酸脱水酵素阻害薬

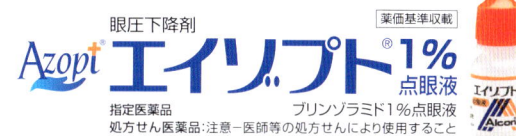

眼圧下降剤

**Azopt エイゾプト® 1% 点眼液**

ブリンゾラミド1%点眼液

指定医薬品
処方せん医薬品：注意−医師等の処方せんにより使用すること

【禁忌（次の患者には投与しないこと）】
(1) 本剤の成分に対して過敏症の既往歴のある患者
(2) 重篤な腎障害のある患者［使用経験がない。本剤及びその代謝物は、主に腎より排泄されるため、排泄遅延により副作用があらわれるおそれがある。］

■効能又は効果　次の疾患で、他の緑内障治療薬が効果不十分又は使用できない場合：緑内障、高眼圧症
■用法及び用量　通常、1回1滴、1日2回点眼する。なお、十分な効果が得られない場合には1回1滴、1日3回点眼することができる。
■使用上の注意（一部抜粋）
1. 慎重投与（次の患者には慎重に投与すること）
　(1) 肝障害のある患者［使用経験がない。］
　(2) 角膜障害（角膜内皮細胞の減少等）のある患者［安全性は確立していない。］
2. 重要な基本的注意
　(1) 本剤は点眼後、全身的に吸収されるため、スルホンアミド系薬剤の全身投与時と同様の副作用があらわれるおそれがあるので注意すること。重篤な副作用や過敏症の兆候があらわれた場合には、投与を中止すること。
　(2) 急性閉塞隅角緑内障患者に対して本剤を用いる場合には、薬物治療以外に手術療法などを考慮すること。
　(3) 本剤の点眼後、一時的に目がかすむことがあるので、機械類の操作や自動車等の運転には注意させること。

3. 相互作用
[併用注意]（併用に注意すること）

| 薬剤名等 | 臨床症状・措置方法 | 機序・危険因子 |
|---|---|---|
| 炭酸脱水酵素阻害剤（全身投与）：アセタゾラミド等 | 炭酸脱水酵素阻害剤の全身的な作用に対して相加的な作用を示す可能性があるので、異常が認められた場合には、投与を中止すること。 | 作用が相加的にあらわれる可能性がある。 |
| アスピリン（大量投与） | 本剤を大量のアスピリンと併用すると、双方又は一方の薬剤の副作用が増強されるおそれがあるので、異常が認められた場合には、投与を中止すること。 | アスピリンは炭酸脱水酵素阻害剤の血漿蛋白結合と腎からの排泄を抑制し、炭酸脱水酵素阻害剤は血液のpHを低下させ、サリチル酸の血漿から組織への移行を高める可能性がある。 |

4. 副作用
国内の第Ⅱ相用量反応試験において、副作用は8.7%(6/69)に認められた。副作用は、角膜炎(1.4%)、眼充血(1.4%)、眼痛(1.4%)、嘔気(1.4%)、疲労(1.4%)、赤血球数の減少(1.4%)であった。
また、海外の臨床試験において、副作用は20.4%(354/1733)に認められ、主な副作用は、眼局所における霧視(5.1%)、不快感(2.8%)、異物感(1.7%)、充血(1.3%)、眼痛(1.0%)であり、眼局所以外では、味覚倒錯(7.9%)、頭痛(1.2%)であった。

※上記以外の使用上の注意及びその他の詳細は、製品添付文書をご参照ください。

製造販売元（資料請求先）
**Alcon** JAPAN　日本アルコン株式会社
〒107-0052 東京都港区赤坂2-17-7

c 2005 Alcon, Inc.

2006年9月作成

参考資料

# Alcon

## 12人の使徒

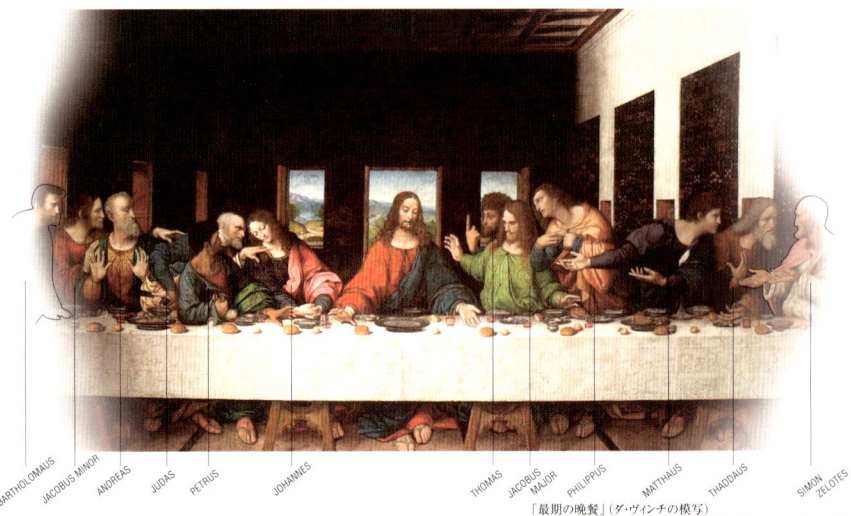

BARTHOLOMAUS　JACOBUS MINOR　ANDREAS　JUDAS　PETRUS　JOHANNES　THOMAS　JACOBUS MAJOR　PHILIPPUS　MATTHAUS　THADDAUS　SIMON ZELOTES

「最期の晩餐」(ダ・ヴィンチの模写)
Da Vinci-Museum, Norbertijnenabdij, Tongerlo (Antw.) 所有
写真提供 ©Edit. THILL, Brussels-Belgium

## 緑内障・高眼圧症治療剤

指定医薬品 **ベトプティック®** 0.5%点眼液

**BETOPTIC®** 0.5% Ophthalmic Solution

塩酸ベタキソロール点眼液　薬価基準収載

指定医薬品 **ベトプティック®S** 0.5%懸濁性点眼液

**Betoptic®S** 0.5%Ophthalmic Suspension

塩酸ベタキソロール懸濁性点眼液　薬価基準収載

Alcon JAPAN

製造販売元〈資料請求先〉
**日本アルコン株式会社**
〒107-0052 東京都港区赤坂2-17-7

©2006 Alcon, Inc.　　2006年9月作成

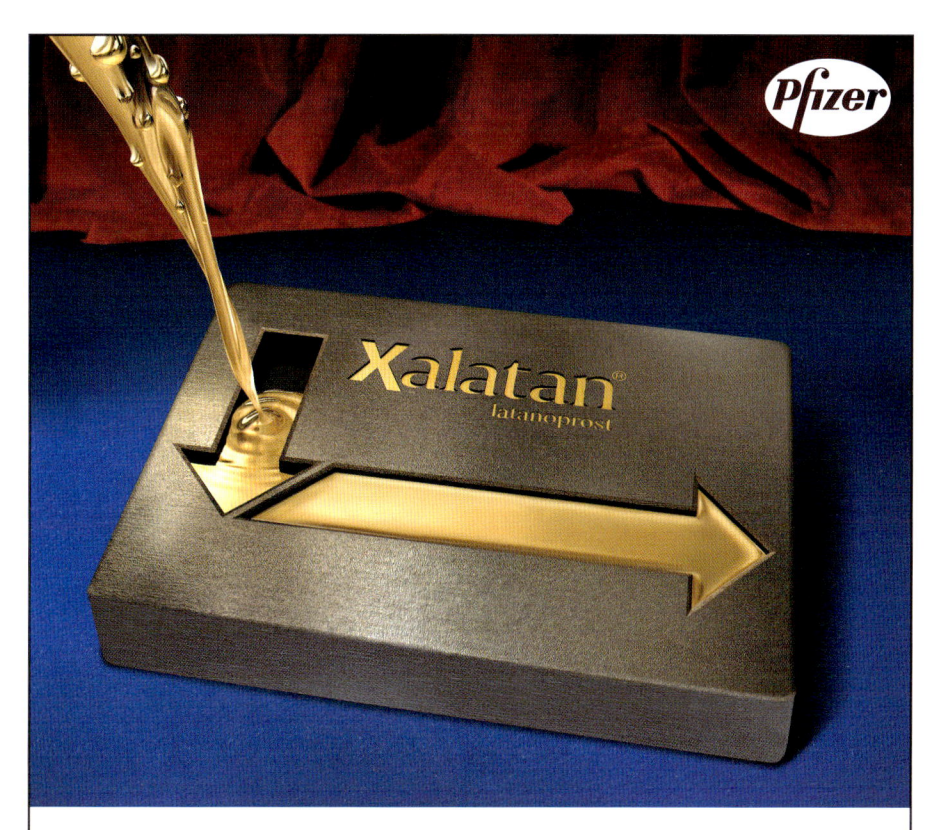

プロスタグランジン$F_2\alpha$誘導体
緑内障・高眼圧症治療剤

指定医薬品、処方せん医薬品[注]

# キサラタン® 点眼液

一般名：ラタノプロスト

薬価基準収載

注）注意―医師等の処方せんにより使用すること

■ 本剤の「効能・効果」「用法・用量」「禁忌」「使用上の注意」等については製品添付文書をご参照ください。

## ファイザー株式会社

〒151-8589 東京都渋谷区代々木3-22-7
資料請求先：お客様相談室

2006年9月作成

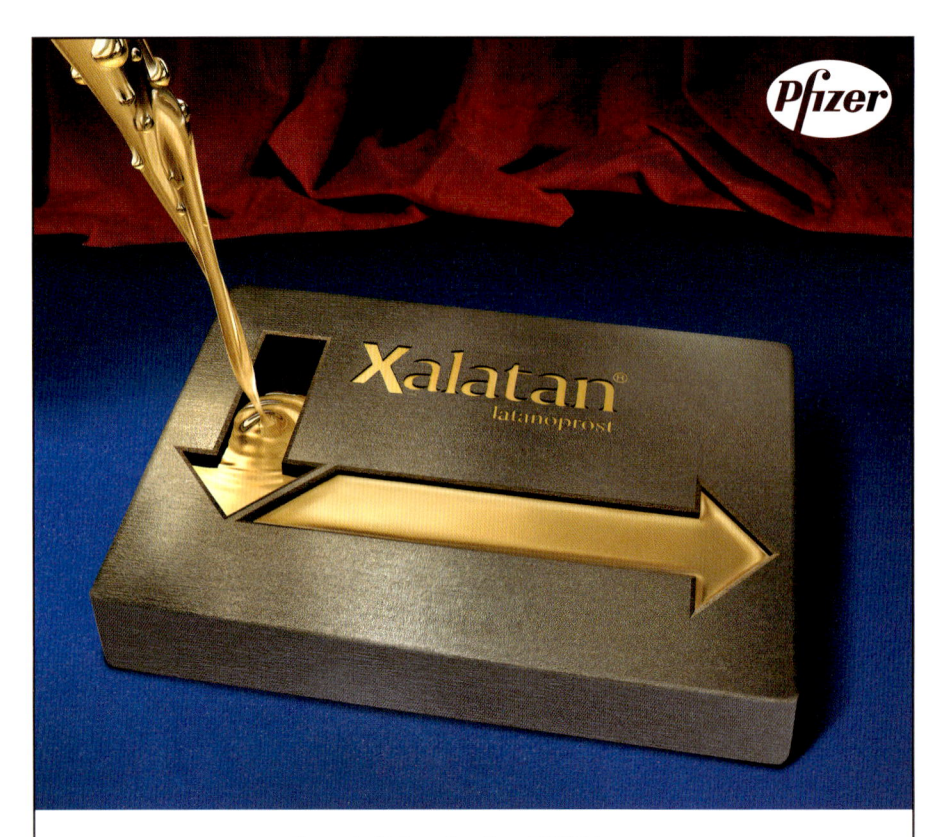

プロスタグランジンF2α誘導体
緑内障・高眼圧症治療剤

指定医薬品、処方せん医薬品[注]

# キサラタン®点眼液

薬価基準収載

一般名：ラタノプロスト

注）注意—医師等の処方せんにより使用すること

■本剤の「効能・効果」「用法・用量」「禁忌」「使用上の注意」等については製品添付文書をご参照ください。

## ファイザー株式会社

〒151-8589 東京都渋谷区代々木3-22-7
資料請求先：お客様相談室

2006年9月作成

参考資料

**Osaki**

医薬部外品
滅菌済

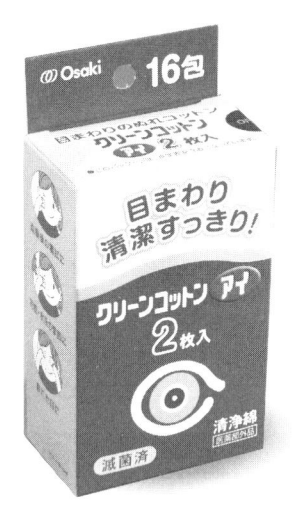

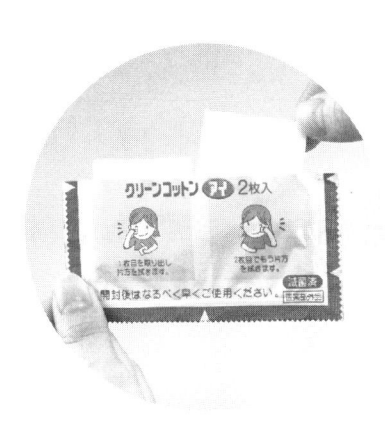

目まわりの清浄綿

# クリーンコットン アイ 2枚入

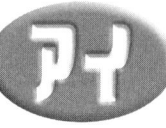

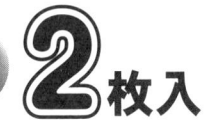

## 点眼後の清拭に
## 目まわり清潔すっきり

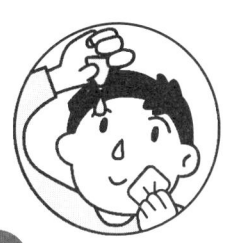

片目ずつ使用できる2枚入ぬれコットンです。

単包滅菌だから、いつでもどこでもクリーンで便利！

**オオサキメディカル株式会社**
名古屋市西区玉池町203番地 〒452-0812
ホームページ http://www.osakimedical.co.jp/
お客様相談室 ☎ 0120-15-0039
(受付時間 10:00～17:00※土・日,祝祭日を除く)

**Menicon**

ずっと輝く瞳に。メニコン

# もう老視でコンタクトレンズを
# あきらめないでください。

近いところが見えにくくなる「老視」
メニコンは、独自の技術でこの症状を
コンタクトレンズで解消することに成功しました。

## 遠近両用コンタクトレンズ

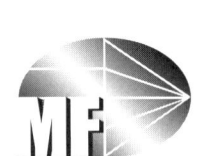

**ハードレンズ**

遠くも近くも自然に見える遠近両用タイプのハード。Dk値250°で、瞳の呼吸を妨げません。

### メニフォーカル Z

医療機器承認番号 21100BZZ00774

*当社電極法/Dk値:酸素透過係数 単位:×10⁻¹¹(cm²/sec)・(mLO₂/(mL×mmHg)) (素材固有値)ISO法によるDk値 163

**ソフトレンズ**

遠くも近くも自然に見える遠近両用タイプのソフト。たっぷり水分を含み、やさしいつけ心地。

### メニフォーカル ソフトS

医療機器承認番号 20500BZZ01093

## 月々両眼3,465円（税込）の定額制で、
## 遠近両用コンタクトが使えるシステム。

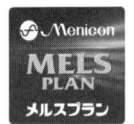

### 定額制コンタクト メルスプラン

メルスプランに関する情報は
www.MELSPLAN.com
携帯電話からもアクセス可能です。

ひとみ トーク 0120-103-109
受付時間／9:00〜18:00
(日曜・祝日を除きます。)
※携帯電話からもご利用いただけます。

参考資料

ROHTO

コンタクトをしているのに…

以前より目が疲れやすい

夕方になると見えにくい

小さな文字が読みづらい

近くの文字がぼやける

そんなあなたに、出来ました！
ロート製薬から、
遠くも近くもラク〜に見える
コンタクトレンズが。

40代からの使えるコンタクトレンズ、
ロート製薬から新登場。

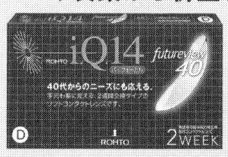

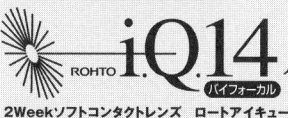

ROHTO i.Q.14 バイフォーカル futureview 40 NEW
2Weekソフトコンタクトレンズ　ロートアイキュー®14バイフォーカル
ロートi.Q.14　医療機器承認番号：21400BZY00376000

年齢を重ねてもコンタクト生活を楽しみたい方は、こちら。　ロートI.Q.相談室　0120-197-610　9:00〜18:00 土・日・祝日を除く

●コンタクトレンズは高度管理医療機器です。必ず眼科医の検査・処方を受けてお求めください。●レンズの使用期間（2週間）をお守りください。●装用時間は正しくお守りください。
●取扱方法を守り、正しくご使用ください。●定期検査は必ずお受けください。●少しでも異常を感じたら直ちに眼科医の検査をお受けください。●破損など不具合のあるレンズは絶対に使用しないでください。

# SHIN-NIPPON 眼科機器総合案内

**3年間品質保証**

## Topographer トポグラファー

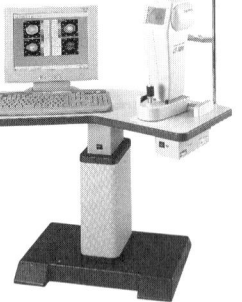

### CT-1000
（モニター・PC付）

●分かりやすい操作画面 ●20リング、6344点の測定ポイントが10.6mmの範囲をカバー ●多彩なマップ表示、各種角膜情報、グループ管理もできる患者データベース、等充実したソフトウェア ●コンタクトのフィッティングシミュレーション機能も装備（本品のPC・モニターの品質保証期間は、メーカーの品質保証期間となります）

## Auto Refkeratometer オートレフケラトメーター

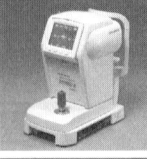

### ACCUREF-K 9001
●重量わずか15kg、省スペースに有効なコンパクト設計 ●モダンな検眼室にぴったりの洗練されたデザイン ●5.6インチ液晶カラー画面で3段階の角度調整が可能 ●オートカッター付き高速プリンター

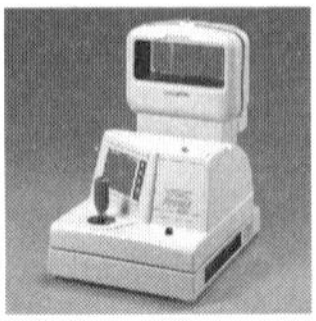

### Nvision-K 5001
●両眼解放式で自然測定により器械近視を防ぐ ●付属の近点カードを使い、近点測定ができる ●5.6インチカラー液晶モニター ●オートカッター付き高速プリンター ●オートスタート機能

## Auto Refractometer オートレフラクトメーター

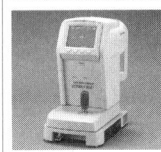

### ACCUREF 8001
●軽量15kgのコンパクト設計 ●近視-25.00D、遠視+25.00D、乱視は-10.00D～+10.00Dまでのワイドな測定範囲 ●オートカッター付きプリンターで自動的にプリントアウト用紙をカット ●5.6インチカラー液晶画面で、3段階の角度調整が可能

## Slit Lamp スリットランプ

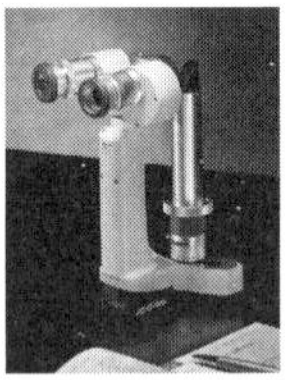

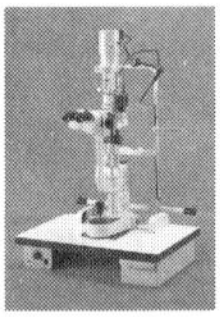

### SL-203
●画像利用ニーズに対応してビデオ関連機器を充実 ●6X～40X 5変倍式 ●ハロゲンランプで明るい照明 ※注：写真のCCDカメラ付システムはオプション販売です

### XL-1
●高輝度白色LED採用（LEDの寿命：約50,000時間） ●シャープなスリット光 ●小型・軽量（700g） ●バッテリー電源で連続動作約2時間可能（満充電状態最大照明時）

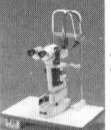

### SL-55
●φ15mmのワイド照明 ●6V20Wのハロゲンランプ採用 ●総合倍率10X、16X、25Xのドラム式顕微鏡採用 ※注：写真のCCDカメラ付システムはオプション販売です

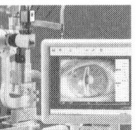

### 画像ファイリングシステム EYE SNAP XP
●アクセサリーキット（ビデオボード＋フットスイッチ）別売￥50,000 ●Video出力で簡単に映像を取り込み可能 ●画像を使って説明でき、患者様も自分の状態を確認可能 ●画像はJPEG形式なので、ワード文書やe-mailへの添付も簡単

## Auto Lensmeter オートレンズメーター

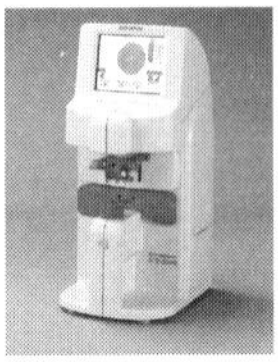

### SLM-5000
●大きく見やすいカラー液晶スクリーン搭載 ●累進レンズ自動判別 ●フレームレンズはもちろん、コンタクトレンズ、高屈折レンズも簡単測定 ●カートリッジ式印点ペン ●RS-232Cセッティング機能 ●内蔵プリンターで測定値を簡単印刷

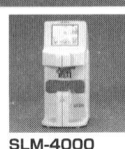

### SLM-4000
●モノクロ液晶モニター ●プリンター無し

## Others その他のラインナップ

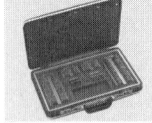

### 横線レンズセット（35対） 35MJ
●フルアパチャー ●メタルリム使用 ●SPH±0.25～20.00各2枚ずつ計140枚 ●CYL±0.25～3.00各2枚ずつ計44枚

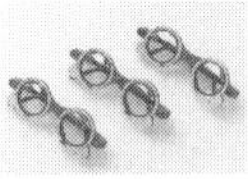

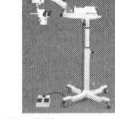

### シンプルタイプ トライアルフレーム

### OP-2Zoom
●マニュアルズーム式連続変倍（4.5X～18X） ●上下移動電動式 ●オプション装備可能（同軸双眼側視鏡、単眼側視鏡、CCDカメラ、XY微動装置）

### SM-602
●最低高58.5cm 最高83.7cm（上下可動ストローク値：25.2cm） ●重さ：30kg ●ベースサイズ：52.5×45.7cm ●天板サイズ：52×46cm

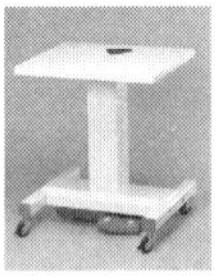

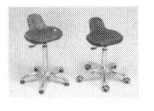

### スツール
●ガスシリンダーで上下可動、スムーズでなめらかな動き ●イタリア製、洗練されたデザイン ●ちょうど良いサイズ、あらゆるデスクで使用可能 ●即幅48cm ※本品は1年間の品質保証となります

【会社概要】●設立：昭和29年8月 ●年商：246億円 味の素トレーディング（株）は、25年以上に渡り国内外協力工場とともに、品質・価格ともに競争力のある製品を世界80カ国以上へ提供し続ける信頼のブランド。味の素トレーディングは、日本を代表する眼科機器のメーカーとしても高い知名度を持っています。

**AJINOMOTO**
味の素トレーディング株式会社
医療・眼鏡機器事業部
〒135-8071 東京都江東区有明3-1-22 TFTビル東館7階
TEL.03-3528-4416 FAX.03-3528-4426
URL：http://www.shin-com.co.jp  http://www.ajitrade.com

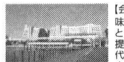

※価格のお問合せは、弊社もしくはお近くのディーラーまでご連絡下さい。

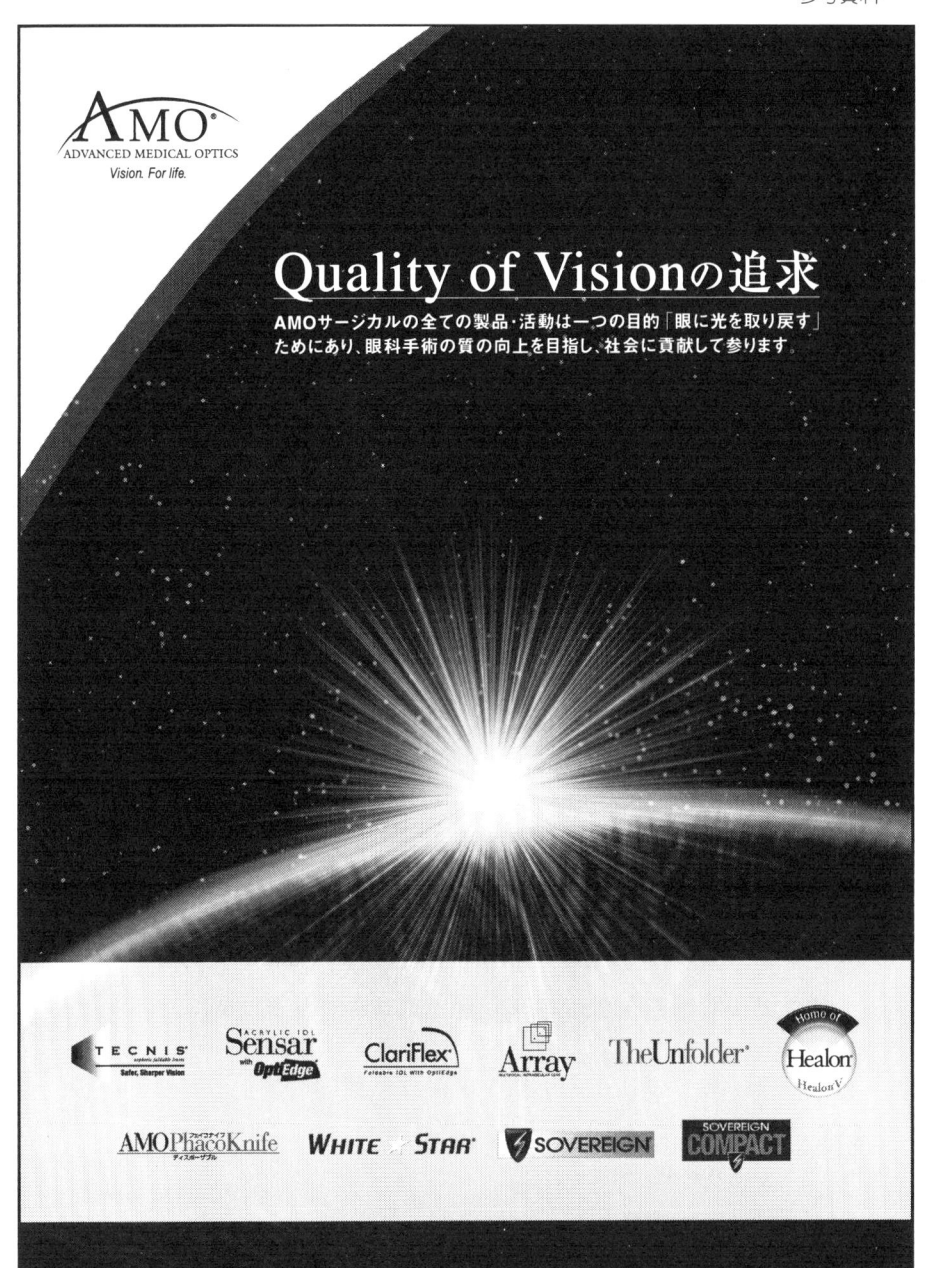

参考資料

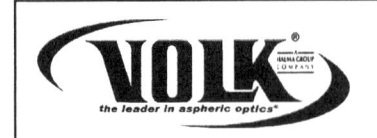

# ボルク　デジタルワイドフィールドレンズ

〈　スーパーフィールドレンズの進化型です。　〉

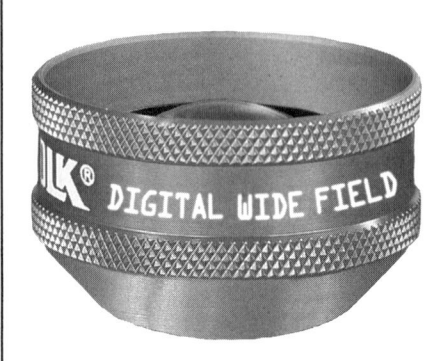

| 定価 | ¥62,000 |
|---|---|
| MODEL | VDGTLWF |
| 倍　率 | 0.72x |
| 視野角度 | 103°(静的) / 124°(動的) |
| 作動距離 | 4.5mm |
| レーザースポット | 1.39x |

リングカラー：ブルー（全1色）

● 広視野と高倍率を合わせ持つレンズです。

● 先進のダブルアスファリック設計と多層コーティングにより、反射の少ない高解像度の網膜像を立体的に観察できます。

● スリットランプによる診断・撮影に理想的です。

※改良のため仕様および外観は予告なく変更することがありますので予めご了承ください。

業許可番号：13B1X00268

総輸入販売元　株式会社 キーラー・アンド・ワイナー
www.keeler-yna.co.jp
〒113-0033
東京都文京区本郷3-35-3 本郷UCビル
TEL:03-3815-7787　FAX:03-5802-5931
e-mail:eigyo-bu@keeler-yna.co.jp

参考資料

## 隅角検査

**コンタクトグラス(一面鏡、二面鏡)**
(Haag-Streit)

ミラー角度は62°、二面鏡はコンタクトグラスを回転させずに反対側の部位が観察できます。

医療機器承認番号16300BZY00270000

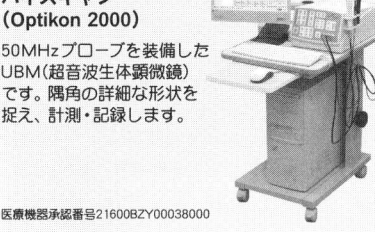

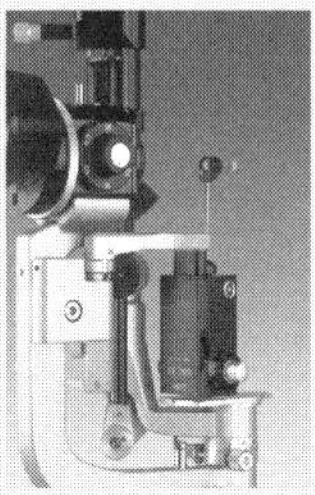

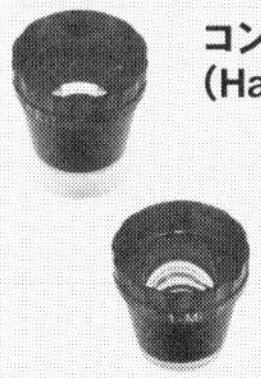

**ハイスキャン**
(Optikon 2000)

50MHzプローブを装備したUBM(超音波生体顕微鏡)です。隅角の詳細な形状を捉え、計測・記録します。

医療機器承認番号21600BZY00038000

## 眼圧検査

**ゴールドマン アプラネーショントノメータ**
(Haag-Streit)

高精度で再現性に優れ、眼圧測定の基準ともされている圧平式眼圧計です。

医療機器承認番号15200BZY00166000

### ＋角膜厚測定

**ハイデルベルグ パキメータ IOPAC**
(Heidelberg Engineering)

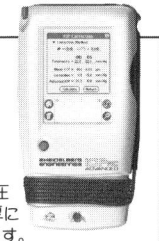

コンパクトで持ち運び可能な超音波角膜厚測定装置です。角膜厚測定後、予め測定した眼圧値を入力することにより、角膜厚に応じた眼圧を自動的に算出します。

医療機器承認番号21700BZY00032000

# 緑内障検査
# 4つのbasics + advanced 1

## 眼底検査

**ハイデルベルグ レチナトモグラフⅡ (HRTⅡ)**
(Heidelberg Engineering)

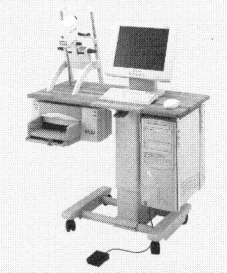

視神経乳頭解析による緑内障の早期発見・経過観察や正常眼圧緑内障の診断に有用なレーザ走査型眼底検査装置です。

医療機器承認番号21200BZY00146000

## 視野検査

**ゴールドマン ペリメータ 940**
(Haag-Streit)

1945年は、Hans Goldmann先生、視野計測の[画期の年]でありました。背面輝度を特に31.5asbにし、視標の面積と輝度のパラメターに初めて対数感度を取り入れて、視野検査に静的動的量的計測法を確立、つまり[視野のすべて]を計測し得る装置にしました。今日なお普遍といわれ、自動視野計の時代にも[視野の基本]を語り続けています。

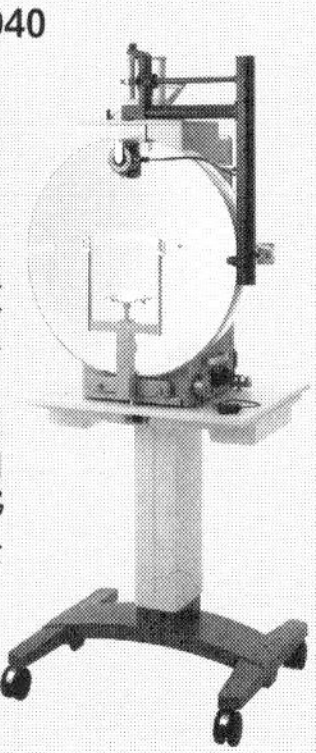

■ **940ST型**
動的及び静的量的視野計測

■ **940K7型**
動的量的視野計測

医療機器許可番号13B1X00049

---

製造販売元
**ジャパン フォーカス株式会社**
本 社/〒113-0033 東京都文京区本郷4-37-18(IROHA-JFCビル) ☎03(3815)2611
大 阪/〒541-0057 大阪市中央区北久宝寺町1-4-15(SC堺筋本町ビル) ☎06(6262)1099

総発売元
**株式会社 JFCセールスプラン**
本 社/〒113-0033 東京都文京区本郷1-3-4(明治安田生命本郷ビル) ☎03(5684)8531(代)
大阪06(6271)3341 名古屋052(261)3191 福岡092(414)7360

05W2B

## たくさんいる眼瞼下垂の患者さん

## レーザーで出血・腫れを抑え、短時間で鮮やかな手術ができます。

コンパクト設計で場所を取らず、キャスターでらくらく移動できます。見やすい大型操作パネル・メモリー機能、スーパーパルス（NSPモード）・使いやすい眼科専用ハンドピース等を装備しました。レーザー発振器には、医療用レーザー専門メーカーニーク社の3年間の保証がついていますので安心です。

ご希望の方には、この術式を収録したDVDを進呈しております。

販売元

**株式会社 ジャメックス**
本　社:東京都豊島区巣鴨1-46-1
TEL.03-5978-4351　FAX.03-5978-4355
横浜支店:横浜市港北区太尾町51番地
TEL.045-540-3121　FAX.045-540-2198
http://www.jamecs.co.jp
E-mail:seles-tokyo@jamecs.co.jp

製造元

niic **株式会社　ニーク**

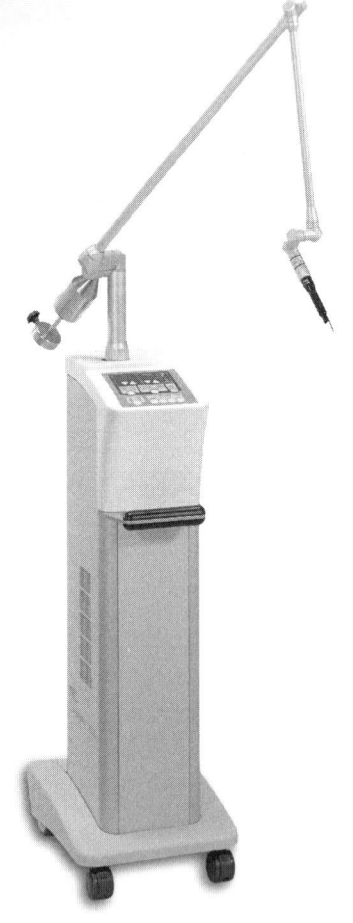

ニーク LASERY 15Z

参考資料

# 眼科診療所向け電子カルテシステム

# ガリレオの目

## 新しい眼科経営の次元へ

眼科診療には、ほかの診療科と異なる特有の診療スタイルがあります。そんな眼科診療の流れを分析し、"眼科専用の電子カルテシステム"として生まれたのが、信頼の中電グループがお届けする「**ガリレオの目**」です。「**ガリレオの目**」は診療・検査・受付と、眼科診療に関わる全ての流れのムダをなくし、クリニック運営に革新のスピードをもたらします。

### 眼科診療の流れを分析して生まれた
### ハイパフォーマンスシステム

#### 共通機能
★いま患者様が院内のどこで何をしているのか、また各セクションでの**患者様の待ち人数／受付時間を表示**。
★**長時間お待ちの患者様**がいれば画面上にお知らせ。患者様にストレスのない診療を提供できます。
★**本日カルテと過去カルテを一画面に表示**。すべてのスタッフが一目で診療履歴を参照することができます。
★**かんたん・スムーズな操作性**を実現。クリック数・カーソル移動・画面切り替え・視点移動を極力減らし、アニメーション表示などを駆使し、使いやすさを追求しました。

#### 診　療
★プルダウンメニュー内に、**頻繁に入力される項目だけを表示**。膨大な選択肢の中から選ぶ手間がありません。
★**シェーマによる描画作成機能**を搭載。お好みのシェーマを利用し、タッチペンによるフリーハンド入力ができます。
★**眼鏡・コンタクト処方箋・紹介状・診断書等の書類作成**も画面上の操作でかんたん発行。

#### 検　査
★**検査機器との直接接続も可能**です（一部機種は除く）。検査結果をダイレクトかつ速やかにデータベース化。
★デジタルカメラやスキャナーによる**外部データ取込**も可能です。

#### 受　付
★受付にいながらにして、患者様の来院目的を医師に伝達。"受付が不在"なんていうこともなくなります。

**株式会社中電シーティーアイ**

医療グループ「ガリレオの目」お客様窓口
〒450-0003 名古屋市中村区名駅南一丁目27番2号（日本生命笹島ビル）
URL: http://www.cti.co.jp

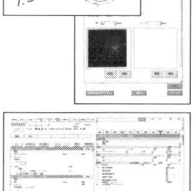

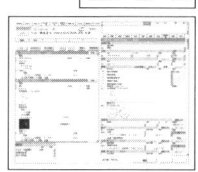

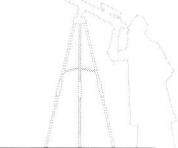

お問い合せ・資料請求は「ガリレオの目」お客様窓口
TEL. **052-563-3990**
E-mail: eigyo-iryou@cti.co.jp

# TOPCON

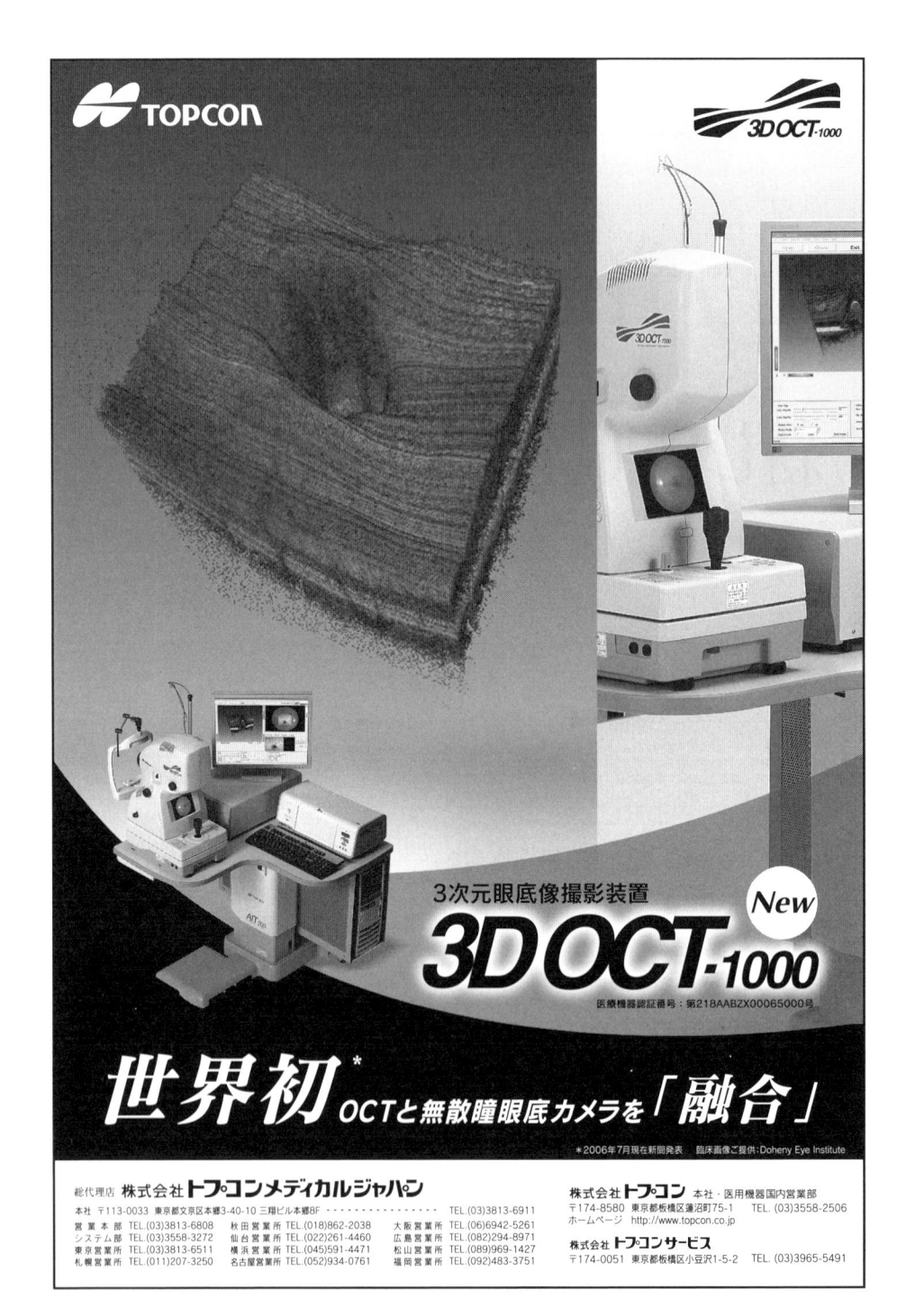

3D OCT-1000

3次元眼底像撮影装置
# 3D OCT-1000 New

医療機器認証番号：第218AABZX00065000号

# 世界初* OCTと無散瞳眼底カメラを「融合」

*2006年7月現在新聞発表　臨床画像ご提供：Doheny Eye Institute

総代理店 株式会社 **トプコンメディカルジャパン**

| | | | | |
|---|---|---|---|---|
| 本社 〒113-0033 東京都文京区本郷3-40-10 三翔ビル本郷8F | | | TEL.(03)3813-6911 | |
| 営業本部 | TEL.(03)3813-6808 | 秋田営業所 TEL.(018)862-2038 | 大阪営業所 | TEL.(06)6942-5261 |
| システム部 | TEL.(03)3558-3272 | 仙台営業所 TEL.(022)261-4460 | 広島営業所 | TEL.(082)294-8971 |
| 東京営業所 | TEL.(03)3813-6511 | 横浜営業所 TEL.(045)591-4471 | 松山営業所 | TEL.(089)969-1427 |
| 札幌営業所 | TEL.(011)207-3250 | 名古屋営業所 TEL.(052)934-0761 | 福岡営業所 | TEL.(092)483-3751 |

株式会社 **トプコン** 本社・医用機器国内営業部
〒174-8580 東京都板橋区蓮沼町75-1　TEL.(03)3558-2506
ホームページ http://www.topcon.co.jp

株式会社 **トプコンサービス**
〒174-0051 東京都板橋区小豆沢1-5-2　TEL.(03)3965-5491

参考資料

# NIDEK

## 液晶視力表 システムチャート **SC-2000**

― 視力表、視機能検査。そしてアート ―

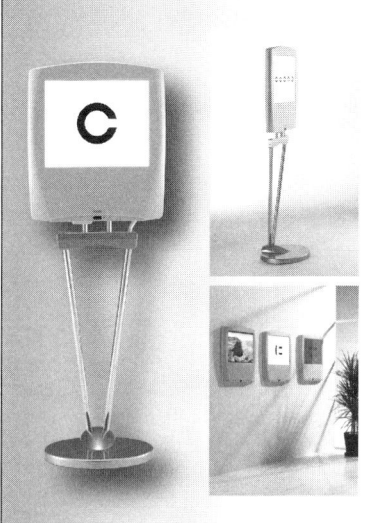

**特長**

■ 充実の視力チャート

- 明るくハイコントラストなチャート
- 0.03～2.0の視力検査が可能
- ランドルト環、ひらがな等、5種類の視力チャート搭載
- 3～6mで設置距離が変更可能
- リモコン操作で4方向または8方向での表示が可能
- チャートコントラスト可変

■ 豊富な視機能チャート

■ イメージ画像表示可能

■ メンテナンスフリー

製品詳細 http://www.nidek.co.jp/sscx.html

## 眼科用 YAG レーザー手術装置 **YC-1800**

― コンパクトなボディーに集約された機能 ―

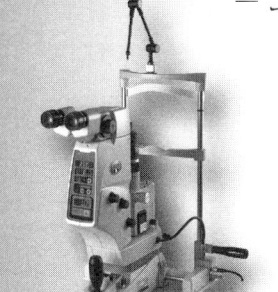

**特長**

■ スマートスイッチ

■ D-pulseコントロール

■ 360度手動回転エイミング

■ 充実したフォーカスシフト

製品詳細 http://www.nidek.co.jp/yc.html

Eye & Health Care
**株式会社 ニデック**

本社 / 愛知県蒲郡市拾石町前浜 34 番地 14
〒443-0038　　TEL (0533)67-8890
URL / http://www.nidek.co.jp

# Alcon

## VISION WAS NEVER SO EASY.

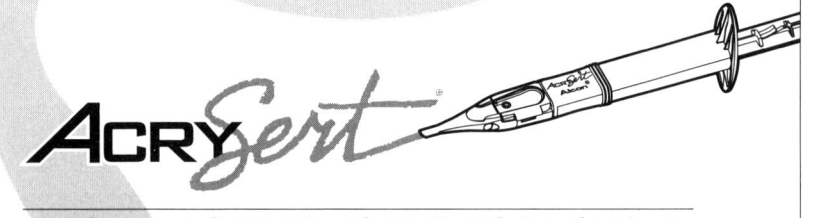

## AcrySert

販売名:アルコン® アクリサート® アクリソフ® シングルピース

医療機器承認番号:21600BZY00140000

※ご使用の際は添付文書を必ずご参照ください。

AcrySof Natural Vision.

製造販売元（資料請求先）
**Alcon** JAPAN 日本アルコン株式会社
〒107-0052 東京都港区赤坂2-17-7

© 2006 Alcon, Inc.
2006年10月作成

参考資料

# Eye Instruments
## HANDAYA CO.,LTD

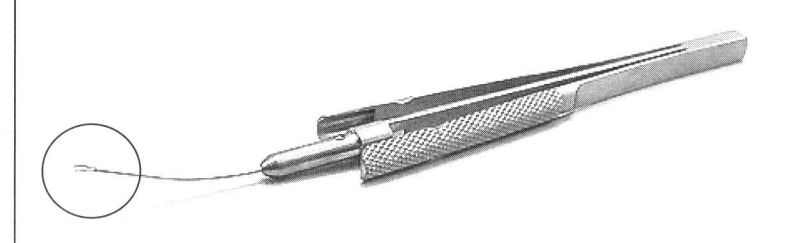

HS-9865　サーキュラー鑷子（コアキシャル）23G　　¥ 95,000
HS-9866　サーキュラー鑷子（クロスアクション）　　¥ 60,000

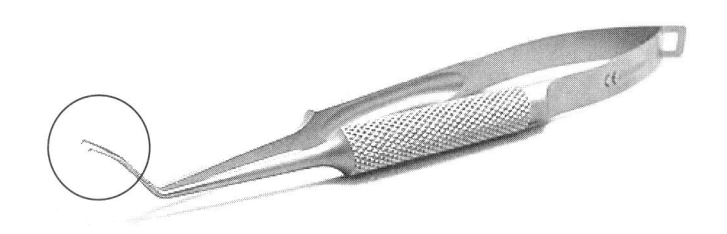

眼科の外来・検査用品から手術器具・消耗品まで、
全1000種以上取り扱いしております

眼科医療用品・機器 製造販売
**株式会社　はんだや**
113-0033　東京都文京区本郷3-37-8　Tel 03-3811-0087 Fax 03-3818-9695
ホームページ：http://www.handaya.co.jp　メールアドレス：info@handaya.co.jp

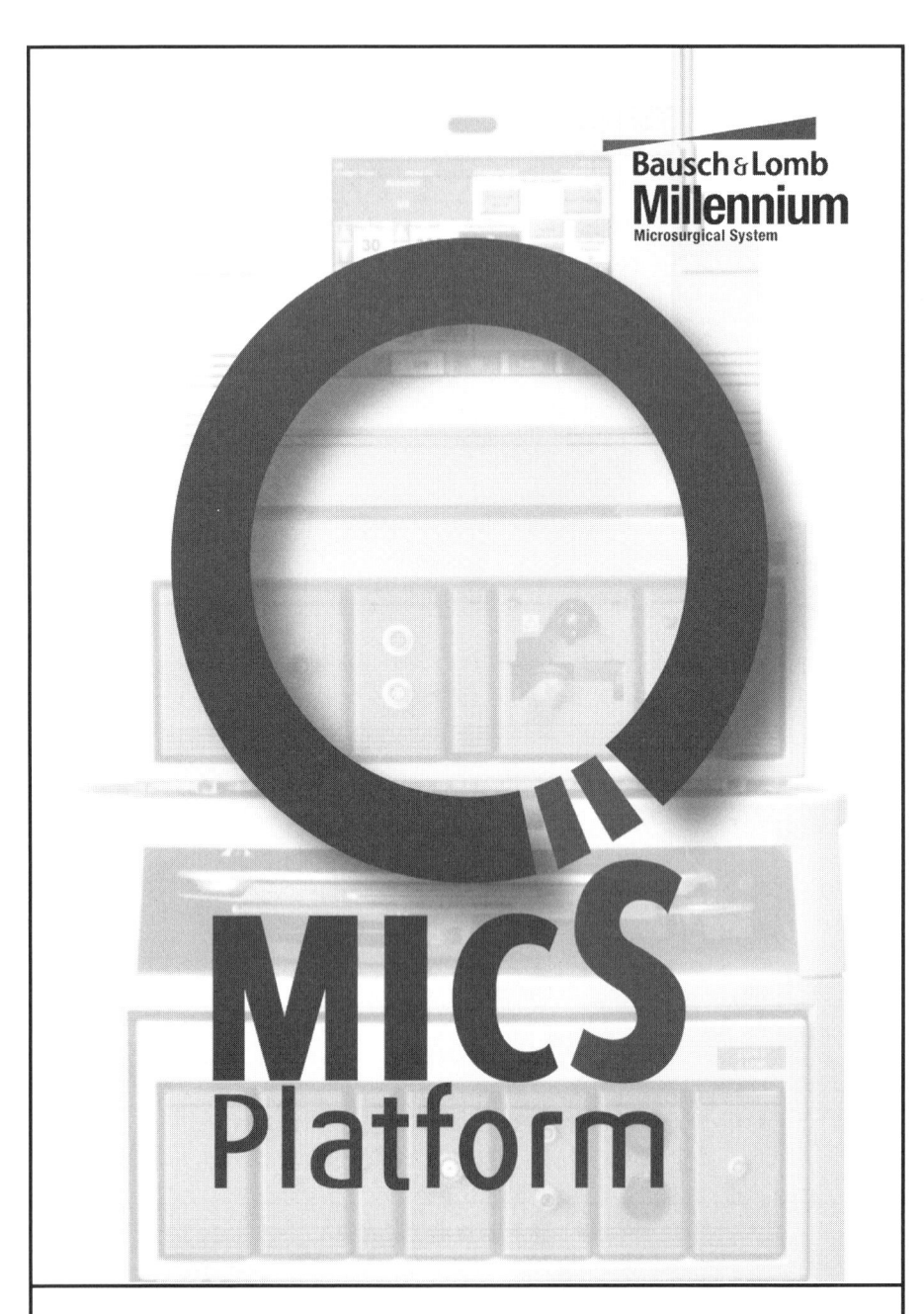

Bausch & Lomb
**Millennium**
Microsurgical System

# MICS
## Platform

**ボシュロム・ジャパン株式会社** 〒140-0013 東京都品川区南大井6-26-2 大森ベルポートB館
TEL(03)5763-3861(代)

参考資料

## 明るい待合室・最新の診察室を提案します。

**簡単操作**
iMageは驚くほど操作が簡単です。
忙しい臨床現場で煩雑な操作を要求しません。

**静止画・動画保存**
静止画は勿論、動画の保存も可能です。
動画はコンタクトレンズのフィッティングや
ブレイクアップタイムの記録に効果的です。

**眼底カメラ**
散瞳・無散瞳眼底画像の撮影や蛍光眼底画像
の撮影も簡単操作で行えます。

**自動視野ソフトとの連携**
ハンフリー視野ソフトや他社製の視野ソフト
との連携が可能です。

**電子カルテとの連携**
電子カルテとの連携も可能です。

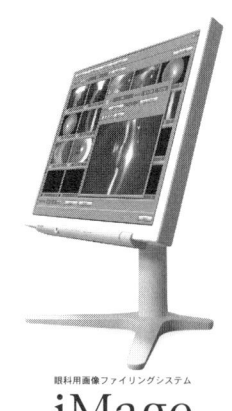

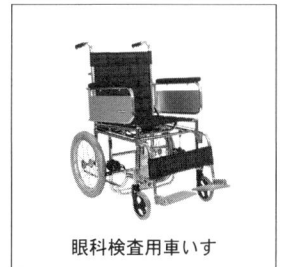

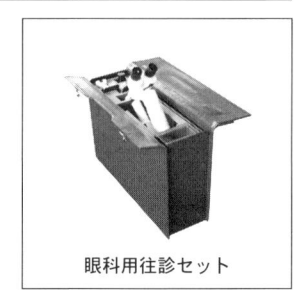

眼科用画像ファイリングシステム
iMage
Windows

眼科検査用車いす

眼科用往診セット

リィツメディカルは、眼科病院・医院の開設や運営に関する
ご相談やご提案・最新機器の販売やメンテナンスを中心に、
「よりよい病院づくり」のお手伝いを行っております。

眼科医療機器専門商社
株式会社 リィツメディカル
RITZ MEDICAL

本社営業部／愛知県宝飯郡小坂井町伊奈新屋279
TEL.0533-72-5210　FAX.0533-78-3120
URL http://www.ritz-med.co.jp

| | | | | | |
|---|---|---|---|---|---|
| 東京営業所 | ☎03-5689-0215 | 北信営業所 | ☎026-269-6331 | 神戸営業所 | ☎078-262-8468 |
| 千葉営業所 | ☎043-207-4558 | 名古屋営業所 | ☎052-772-2518 | 和歌山営業所 | ☎073-476-4350 |
| 埼玉営業所 | ☎049-268-3358 | 愛岐営業所 | ☎058-259-7330 | 広島営業所 | ☎082-831-6210 |
| 東関東営業所 | ☎029-830-7007 | 三重営業所 | ☎059-223-0266 | 福岡営業所 | ☎092-451-6780 |
| 横浜営業所 | ☎045-590-2551 | 京都営業所 | ☎075-662-2070 | 北九州営業所 | ☎093-631-0672 |
| 静岡営業所 | ☎054-284-3709 | 大阪北営業所 | ☎072-631-4577 | 南九州営業所 | ☎099-267-4488 |
| 浜松営業所 | ☎053-439-8010 | 大阪営業所 | ☎06-6696-1446 | 熊本オフィス | ☎096-360-2860 |
| 長野営業所 | ☎0263-57-0811 | 奈良営業所 | ☎0742-32-5312 | 宮崎営業所 | ☎0985-35-6360 |

著者略歴

井上　治郎
医療法人社団済安堂　井上眼科病院　理事長・医学博士
　1960年　東京大学医学部医学科卒業。
　米国シカゴ大学眼科研究所講師、帝京大学眼科助教授、井上眼科病院副院長、同院第9代院長を経て、現在同院理事長。

村上　茂樹
医療法人湘悠会　むらかみ眼科クリニック理事長・院長
医学博士
　1986年　順天堂大学医学部卒業。
　井上眼科病院医局長兼外来医長、西日本病院（熊本市）眼科部長を経て、熊本県宇土市に「むらかみ眼科クリニック」を開業、医療法人化し「湘悠会」を設立、理事長兼院長。

---

改訂　眼の成人病　　定価　本体1,800円＋税

---

2006年11月8日　　第1刷発行

著　者　井上　治郎
　　　　村上　茂樹
発行人　今村栄太郎
発行所　株式会社日本プランニングセンター
　　　　〒271-0066　千葉県松戸市上本郷2760-2
　　　　電話 047-361-5141（代）　FAX 047-361-0931
　　　　e-mail：jpc@jpci.jp　URL：http://www.jpci.jp
　　　　郵便振替　00100-6-87590

---

ⓒ Inoue Jirou, Murakami shigeki 2006　　Printed in Japan
印刷・製本／（株）ディグ

ISBN4-86227-005-0 C2047